透析療法ネクスト XXI

編集幹事　秋葉　隆（医療法人社団関川会　関川病院　病院長）
　　　　　秋澤忠男（昭和大学医学部内科学講座　腎臓内科学部門　客員教授）
編集委員　泉　並木（日本赤十字社武蔵野赤十字病院　病院長）
　　　　　安藤亮一（日本赤十字社武蔵野赤十字病院　副院長・腎臓内科部長）
　　　　　菊地　勘（医療法人社団豊済会下落合クリニック　院長）

透析患者におけるHCV治療の新たなる展開
－透析患者もC型肝炎が治る時代に－

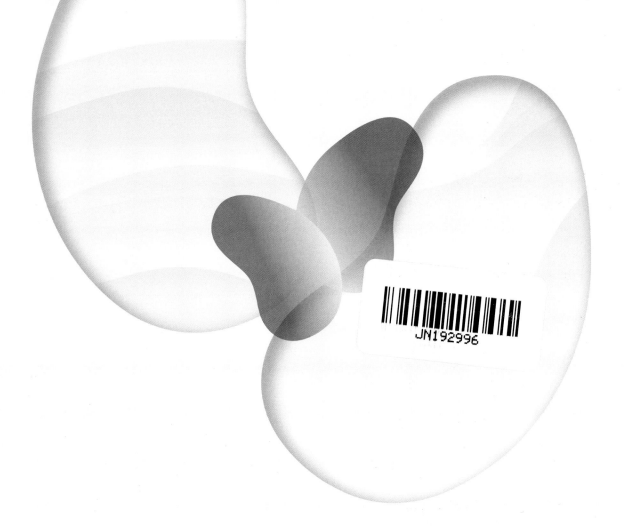

医学図書出版株式会社

巻 頭 言

　肝炎は透析医療の黎明期から患者にとっても、スタッフにとっても大きな脅威でした。ESAの存在しなかった1960〜1980年代は、貧血の最終的な治療は輸血に依存せざるを得ず、また70年代前半の中空糸型透析器の普及までは、透析器からの大量の血液リークも日常茶飯事で、失血を補うための輸血も頻繁に行われてきました。透析のごく初期には、回路のプライミングにも輸血製剤を用いた、と先輩から教えられています。これらの輸血用血液の多くは当時は売血が原料で、肝炎ウイルスは未発見の時代でしたから、肝炎ウイルスのスクリーニングも経ずに使用された結果、多くの透析患者に肝炎が発症しました。もちろん、「透析施設における標準的な透析操作と感染予防に関するマニュアル」や「同ガイドライン」は未整備で、穿刺・返血時の手袋の装着や血液付着廃棄物の適切な処理も徹底されず、またキール型透析装置などでは使用後の洗浄の際の汚染血液との接触が避けられずに、患者のみならず多くの透析スタッフが肝炎を発症し、透析施設が一時閉鎖されるなど、肝炎は猖獗を極めました。

　日本透析医学会の統計調査で最初に肝炎の記載があるのは1971年12月のアンケート報告です。1,693名の透析患者中、肝炎の既往者が348名（20.6％）にみられ、当時ようやく測定可能となったオーストラリア（Au）抗原（後のHBs抗原）陽性者が測定患者中約10％であったと記載されています。逆にAu抗原陽性者のうち50％が肝炎を発症している、との結果でした。当時は月当たり約300mLの輸血が行われていた、と記述されていますので、大量の輸血の結果、多くの患者で肝炎が発症した歴史を垣間見ることができます。次に肝炎の記述があるのが1973年末の報告で、1973年後半6ヵ月間に、患者の4.89％、スタッフの1.1％（医師1.23％、看護師2.38％）が肝炎に罹患したと記載されています。年間になおすと約10％の患者に肝炎が発症したことになり、その後の報告では減少したものの、それでも約5％の患者に肝炎が発症したと記載されています。私の先輩もこの頃肝炎（後にC型肝炎と判明）に罹患され、その後長い間療養に苦労されました。また、おそらくB型肝炎であったのでしょうが、劇症肝炎で死亡された患者も、スタッフもおいででした。

　当時これらの肝炎は血清肝炎と呼ばれ、ウイルス型の診断はできませんでしたが、1980年代末にC型肝炎が発見され、その後のスクリーニングでHCV抗体陽性透析患者はHB抗原陽性者に比し圧倒的に多いことが判明しました。さらに、HCV抗体陽性透析患者の予後は陰性患者に比して悪いことが報告され、HCV患者の治療は、患者予後の向上のみならず、HCV感染源を排除する意味でもその重要性が広く認識されました。

　このような観点から、透析関連の学術団体からは「透析施設における標準的な透析操作と感染予防に関するマニュアルやガイドライン」が数次にわたり提言・改訂され、また「透析患者のC型肝炎治療ガイドライン」も策定されました。残念ながら、これらの対策にもかかわらず、院内感染の疑われるウイルス肝炎の発症は払拭されず、治療の適用となる患者や治療の効果も

限られていました。

　しかし、近年状況は一変し、HCVに著効を示す薬剤が次々と実用化され、その一部は重度腎機能障害者である透析患者にも投与が可能となったのです。こうした状況から2016年、日本肝臓学会の「C型肝炎治療ガイドライン」が改定され、そこには透析患者に対する治療についても治療指針が明示されました。

　一方、いくら有効な治療が開発され、ガイドラインが策定されても、それを多くの透析医療従事者に周知し、患者を啓発して治療に誘導しなければ成果を生むことはできません。HCV肝炎治療の新時代を迎えた今、本特集がHCV感染に悩む多くの透析患者に新たな治療が行き渡る契機となることを期待したいと思います。

　2017年2月

　　　　　　　　　透析療法ネクストXXI
　　　　　　　　　編集幹事：秋葉　　隆、秋澤　忠男
　　　　　　　　　編集委員：泉　　並木、安藤　亮一、菊地　　勘

透析療法ネクストXXI

目次 2017

―座談会

■透析患者におけるHCV治療の新たな展開　　1
司　会：秋葉　隆
討論者：菊地　勘、豊田　秀徳、須田　剛生

―特集　透析患者におけるHCV治療の新たなる展開－透析患者もC型肝炎が治る時代に－

■1. HCVとは　泉　並木　　7
Ⅰ. HCVとは …………………………………………………………………… 7
Ⅱ. HCV感染が患者にもたらす不利益 ……………………………………… 9
Ⅲ. C型肝炎ウイルス駆逐療法の意図 ……………………………………… 10

■2. HCV感染透析患者の現況と対策　菊地　勘　　15
はじめに ………………………………………………………………………… 15
Ⅰ. HCV感染透析患者の生命予後 …………………………………………… 15
Ⅱ. HCV感染と腎移植 ………………………………………………………… 15
Ⅲ. 腎機能正常者における抗ウイルス療法 ………………………………… 16
Ⅳ. 透析患者における抗ウイルス療法 ……………………………………… 16
Ⅴ. 透析患者への抗ウイルス療法の実際 …………………………………… 17
Ⅵ. 血液透析施設でのB型肝炎、C型肝炎への対策 ……………………… 17
おわりに ………………………………………………………………………… 20

■3. 透析患者におけるHCV1型治療
1) 治療法
須田　剛生，伊藤　淳，木村　恵，川岸　直樹，坂本　直哉　　21
はじめに ………………………………………………………………………… 21
Ⅰ. 透析患者に対する慢性C型肝炎治療の治療適応と注意点 …………… 21
Ⅱ. 透析症例に対するC型肝炎治療 ………………………………………… 22
おわりに ………………………………………………………………………… 25

2）ダクラタスビル＋アスナプレビル併用療法使用経験
熊田　卓，豊田　秀徳，多田　俊史　　27

はじめに ……………………………………………………………………… 27
Ⅰ．対象および方法 ………………………………………………………… 27
Ⅱ．成績 ……………………………………………………………………… 28
Ⅲ．考案 ……………………………………………………………………… 29
最後に ………………………………………………………………………… 31

3）ダクラタスビル＋アスナプレビル併用療法使用経験
薬物動態からみた有効性および安全性について
川上　由育，茶山　一彰　　33

はじめに ……………………………………………………………………… 33
Ⅰ．試験デザイン …………………………………………………………… 33
Ⅱ．対象と患者背景 ………………………………………………………… 34
Ⅲ．併用薬 …………………………………………………………………… 35
Ⅳ．薬物動態 ………………………………………………………………… 36
Ⅴ．有効性について ………………………………………………………… 36
Ⅵ．安全性について ………………………………………………………… 36
Ⅶ．考察 ……………………………………………………………………… 37
まとめ ………………………………………………………………………… 39

4）ダクラタスビル＋アスナプレビル併用療法使用経験
宮崎　良一，宮城　恭子，川村　里佳　　40

はじめに ……………………………………………………………………… 40
Ⅰ．対象・方法 ……………………………………………………………… 40
Ⅱ．結果 ……………………………………………………………………… 41
Ⅲ．考察 ……………………………………………………………………… 43
おわりに ……………………………………………………………………… 46

5）Genotype 1 型 C 型慢性肝炎に対するヴィキラックス配合錠®の使用経験
厚川　正則　　49

はじめに ……………………………………………………………………… 49
Ⅰ．対象 ……………………………………………………………………… 50
Ⅱ．方法 ……………………………………………………………………… 50
Ⅲ．結果 ……………………………………………………………………… 50
Ⅳ．考察 ……………………………………………………………………… 52
おわりに ……………………………………………………………………… 53

6）透析患者におけるHCV治療の新たなる展開― C-SURFER試験―
　　鶴田　悠木　　55
背景……………………………………………………………………………… 55
Ⅰ．方法………………………………………………………………………… 55
Ⅱ．結果………………………………………………………………………… 55
Ⅲ．結論………………………………………………………………………… 57
Ⅳ．コメント…………………………………………………………………… 57

4．HCV治療を積極的に進めていくためには　　安藤　亮一　　59
はじめに………………………………………………………………………… 59
Ⅰ．透析医と肝臓医の協力体制……………………………………………… 60
Ⅱ．院内感染対策としてのメリット………………………………………… 61
Ⅲ．医療経済…………………………………………………………………… 63
おわりに………………………………………………………………………… 64

INDEX　　67

座談会 透析患者におけるHCV治療の新たな展開

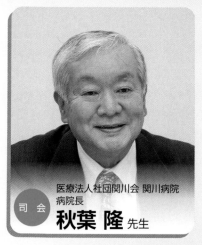

司会　医療法人社団関川会 関川病院 病院長
秋葉 隆 先生

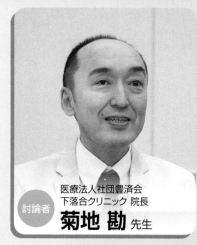

討論者　医療法人社団豊済会 下落合クリニック 院長
菊地 勘 先生

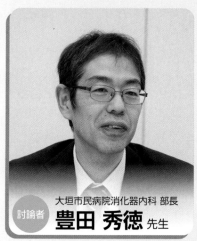

討論者　大垣市民病院消化器内科 部長
豊田 秀徳 先生

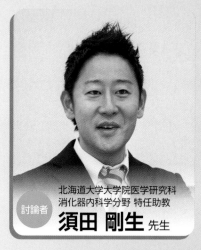

討論者　北海道大学大学院医学研究科 消化器内科学分野 特任助教
須田 剛生 先生

日　程● 2016年10月10日（月）　　場　所●ステーションコンファレンス東京

　透析患者ではC型肝炎ウイルス（HCV）抗体陽性率が高いことが知られているが、HCV感染は慢性腎臓病（CKD）患者では腎機能低下のリスクとなり、透析患者では生命予後を悪化させるため、CKD・透析患者においては、積極的に抗ウイルス療法を行うことが推奨されている。しかし、長らくC型肝炎の標準的治療法であったインターフェロン（IFN）とリバビリン（RBV）の併用療法は、日本では透析患者に禁忌のため、IFNの単独療法が標準療法になっていたが、副作用が多く、治療成績も不十分であった。一方、直接作用型抗ウイルス薬（DAA）の登場で、C型肝炎の治療は目覚ましく進歩し、透析患者に使用可能な薬剤も登場している。そこで本座談会では、腎・透析領域、肝疾患領域でご活躍中のエキスパートの先生方にお集まりいただき、「透析患者におけるHCV治療の新たな展開」というテーマで、C型肝炎治療の歴史から、実臨床での効果、新規治療への期待に至るまで、幅広く議論していただいた。

透析患者におけるC型肝炎治療の歴史

はじめに

秋葉 本日は、「透析患者におけるHCV治療の新たな展開」というテーマで、幅広くCKD関連の話題も含めて議論したいと思います。実は、1989年にHCVが発見される以前、いわゆる透析医療の黎明期から、透析患者や医療従事者に高頻度の肝炎が報告されており[1]、CKD患者のHCV感染は、透析医にとっても重要な問題になっています。日本透析医学会の集計では、透析患者のHCV抗体陽性率は1992年には23.9%でしたが、その後、院内感染予防マニュアルの作成や改訂、エリスロポエチン（EPO）シリンジ製剤の導入など、透析施設の厳格な感染コントロールで、2007年には9.8%まで低下しました[2]。HCV感染はCKD患者では腎機能低下のリスクとなり、透析患者では生命予後を悪化させるため、CKD患者・透析患者においては積極的に抗ウイルス療法を行うべきとされています[3]。ところが高齢者ではHCV感染率が高いにもかかわらず[4]、従来のIFN治療では負担が大きく治療対象外になることも少なくなく、有効率も低い状況でした[3]。しかし、近年、C型肝炎治療が進歩し、とくにIFNフリーのDAAの登場で、感染を防ぐことから感染源の撲滅という新たな道がみえてきました。

「C型肝炎治療ガイドライン（第5.1版）」[3]では、special populationとして腎機能障害・透析例についての記載があり、C型肝炎や感染症の撲滅手段として、2016年10月時点での抗ウイルス療法が紹介されています。そこで本日は、その導入の過程から実際の効果、さらに新規治療への期待などについても伺いたいと思います。最初は、透析患者におけるC型肝炎治療の歴史について、菊地先生お願いいたします。

透析患者で高いHCV抗体陽性率と肝硬変・肝癌による死亡率

菊地 今、秋葉先生からお話があったように、2007年における透析患者のHCV抗体陽性率は9.8%で、昔は新規感染と輸血が主な原因で、とくに透析歴20年以上で高率でしたが[2]、現在は保存期からのHCV抗体陽性率の高値が主な原因になっています。また、透析患者の透析導入時のHCV抗体陽性率は7.3%と報告されており、透析開始時から健常人の0.15%と比べて高く、31歳以上で有意に高くなっています（図1）[5]。さらに、透析患者の生命予後を、1993〜1999年と2006〜2012年の調査結果で比較したところ、1990年代のほうがHCV抗体陽性率が高く、いずれの年代でもHCV抗体陽性患者の方がHCV抗体陰性患者より死亡率が有意に高かったのですが、累積死亡率は時代背景に関係なく同等でした[6,7]。これは、透析患者に対する抗ウイルス療法が普及していないことが原因の1つと考えられます。

なお、HCV抗体陰性患者の死因は、心脳血管疾患、感染症、悪性腫瘍がそれぞれ約4割、2割、1割で[7]、慢性透析患者の死因とほぼ同様でしたが[8]、HCV抗体陽性患者では、肝硬変・肝癌による死亡が4割を占めていたにもかかわらず[7]、従来はあまり治療されていませんでした。このため、肝癌の原因の大半を占める肝炎をきちんと治療すれば、肝癌をある程度減らせる可能性が高いと考えられます。透析患者では肝硬変や肝癌による死亡率が高い。これが非常に重要な点だと思います。

生体腎移植患者におけるHCV感染の影響

菊地 1990年1月以降に生体腎移植を施行した964例をHCV抗体の有無により2群に分け、腎生着率と生存率を2群間で比較すると、HCV抗体陽性群の腎生着率と生存率（図2）が経年的に有意に低下することがわかりました[9]。このため、HCV抗体陽性患者や

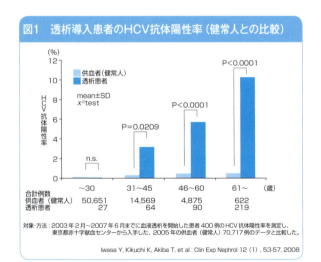

図1 透析導入患者のHCV抗体陽性率（健常人との比較）

対象・方法：2003年2月〜2007年6月までに血液透析を開始した患者400例のHCV抗体陽性率を測定し、東京都赤十字献血センターから入手した、2005年の供血者（健常人）70,717例のデータと比較した。

Iwasa Y, Kikuchi K, Akiba T, et al : Clin Exp Nephrol 12 (1), 53-57, 2008

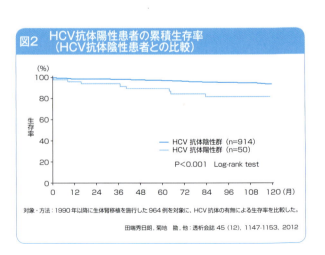

図2 HCV抗体陽性患者の累積生存率（HCV抗体陰性患者との比較）

対象・方法：1990年以降に生体腎移植を施行した964例を対象に、HCV抗体の有無による生存率を比較した。

田端秀日朗，菊地 勘，他：透析会誌 45 (12), 1147-1153, 2012

透析患者に対するHCV治療が必要ですが、日本ではRBVが透析患者に禁忌で、「透析患者のC型肝炎治療ガイドライン」でもIFNの単独療法しか推奨されておらず[10]、2014年までは透析患者のC型肝炎に対する抗ウイルス療法はIFN主体の治療のみでした。そこで、HCV感染透析患者に対するIFN単独療法の有用性を、多施設共同研究（REACH study）で検討しました[11]。

HCV感染透析患者でのIFN単独療法（REACH study）の有用性

菊地　対象は、2010年1月～2011年5月に国内20施設で血液透析を施行したHCV感染透析患者56例で、治療はジェノタイプ（GT）に関係なく、低ウイルス量（HCV-RNA 5.0Log IU/mL未満）症例14例にはPeg-IFNα2aを90μg、高ウイルス量（HCV-RNA 5.0Log IU/mL以上）症例42例には135μgを、週1回、48週間投与しました。その結果、全症例の75.0%が高ウイルス量であったにもかかわらず、39.3%（1型29.3%、2型66.7%）でウイルス持続陰性化（SVR）が得られました。しかし、最も患者が多い難治性の1型高ウイルス量症例でのSVR率は15.5%と低値でした[11]。ただしGT別のSVRが高率になるHCV-RNA量のカットオフ値を設定したところ、1型では5.7Log IU/mL未満で64.3%、2型では6.5Log IU/mL未満で87.5%の高いSVRが得られました[11]。

秋葉　つまり、IFNの単独療法でも対象とするGTやHCV-RNAの量を限定すれば、高いSVRが得られるということですね。

菊地　現在でも、透析患者に使用できる2型のIFNフリー治療はないので、「C型肝炎治療ガイドライン（第5.1版）」でもこのデータを根拠として、治療前のHCV-RNAが6.5Log IU/mL未満であればPeg-IFNα2a単独療法でも高い効果が期待できるとして推奨されています[3]。ただ、血球系のデータ推移をみると、ヘモグロビン値の維持にはEPOの調整が必要ですし、白血球や血小板数はIFN治療で急激に低下するため定期的な検査が必要です。IFN治療で完遂できたのは全体の3/4で残り1/4は合併症の悪化や有害事象による脱落などでした。

　なお、Peg-IFNにシメプレビル（SMV）などを併用した3剤併用療法では、投与終了後24週で高いSVRが得られたものの、安全性についてはREACH studyと同様の血球系の推移やALT値の上昇がみられ、透析患者に対するIFN治療は苦労が多く難渋していました。

秋葉　そうした中、2014年9月からIFNフリーのDCV/ASV併用療法が臨床使用可能になったわけですが、IFN治療と比べていかがでしたか。

菊地　副作用が少なく高いSVRが得られ、通院回数も少ないので、本当に治療が楽になりました。

秋葉　近年、C型肝炎治療が飛躍的に進歩し、患者のニーズに広く対応できるようになってきたわけですが、現在は感染者全員に治療をお勧めしている状況ですか。

菊地　従来のIFN治療では70歳を超えると治療が困難な場合も多かったのですが、DAA療法では副作用が少ないので80歳ぐらいでも治療可能です。薬剤耐性などよほどの背景がなければ、ほぼ全員治療できる時代になってきたように思います。

腎機能正常者における抗ウイルス療法の過去から現在

C型肝炎に対する治療の進歩

秋葉　続いて、腎機能に障害のない患者における抗ウイルス療法の変遷について、豊田先生からお話を伺います。

豊田　まずC型肝炎治療の大まかな変遷ですが、1989年にHCVが発見され、1992年からIFNの単独療法が始まりました。2001年にはIFN/RBV併用療法、2004年にはPeg-IFN/RBV併用療法が可能になり、2011年にはNS3/4Aプロテアーゼ阻害剤テラプレビル（TVR）を含む3剤併用療法の保険適用など、C型肝炎はDAAで治療する時代に突入しました。その後、次世代のプロテアーゼ阻害剤として2013年にSMV、2014年にバニプレビル（VPV）が登場し、さらに同年7月にはNS5A複製複合体阻害剤ダクラタスビル（DCV）とNS3/4Aプロテアーゼ阻害剤アスナプレビル（ASV）の併用療法が承認され、経口薬のみによるIFNフリー治療の幕開けとなったのです。

　なお、IFNを使用したC型肝炎治療のSVR率の変遷を、最も難治性のGT1b型高ウイルス量（HCV-RNA 5.0Log IU/mL以上）症例で比較すると、IFN単独療法の約10%から徐々に治療成績が向上したものの（図3）、副作用が多く完遂率が低い状態でした。しかし、その後DCV/ASV併用療法やソホスブビル・レジパスビル（SOF/LDV）配合剤、オムビタスビル・パリタプレビル・リトナビル（OBV/PTV/r）配合剤などIFNフリーのDAA療法が次々と登場し、少ない副作用でIFN治療を上回るSVRが得られるようになりました。

腎機能正常者における経口抗ウイルス療法の効果

豊田　実際に、IFNフリー治療として最初に登場し

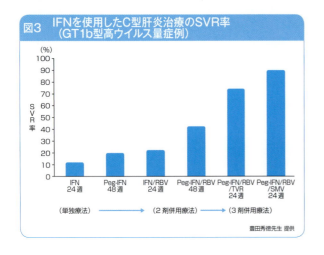

図3 IFNを使用したC型肝炎治療のSVR率（GT1b型高ウイルス量症例）

豊田秀徳先生 提供

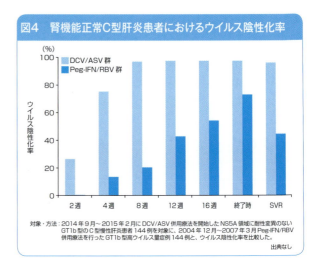

図4 腎機能正常C型肝炎患者におけるウイルス陰性化率

対象・方法：2014年9月～2015年2月にDCV/ASV併用療法を開始したNS5A領域に耐性変異のないGT1b型のC型慢性肝炎患者144例を対象に、2004年12月～2007年3月Peg-IFN/RBV併用療法を行ったGT1b型高ウイルス量症例144例と、ウイルス陰性化率を比較した。

出典なし

たDCV/ASV併用療法の効果を、腎機能障害のない患者で検討しました。対象は2014年9月～2015年2月にDCV/ASV併用療法を開始したNS5A領域に耐性変異のないGT1b型のC型慢性肝炎患者144例で、2004年12月～2007年3月にPeg-IFN/RBV併用療法を行ったGT1b型高ウイルス量症例144例と比較しました。その結果、DCV/ASV群ではPeg-IFN/RBV群より投与初期の効果が有意に高く、また最終的なSVR率はDCV/ASV群で95.8％、Peg-IFN/RBV群で44.4％で、DCV/ASV群では最終的な再燃も少ないことがわかりました（図4）。なお、患者背景をみると、DCV/ASV群の患者の方が10歳以上高齢で、肝臓の線維化の程度を示すFIB-4 indexが平均で5を超えるなど、より肝硬変に近い高齢患者であるにもかかわらず、高い効果が得られたと考えられます。

IFN治療が困難であった患者群における経口抗ウイルス療法の効果

豊田 そこで今度は、肝線維化進展例、腎機能障害例、高齢者などIFNによる抗HCV療法が困難であった患者群で、DCV/ASV併用療法の効果を検討しました。肝線維化進展例は高度線維化の目安であるFIB-4 index 3.25＞と≦3.25で、腎機能障害例はCKDの目安であるeGFR（推算糸球体濾過量）60mL/min/1.73m^{2}以上と未満で比較しました。高齢者については、80歳以上、70歳代、70歳以下で比較しましたが、いずれの患者群でも、HCV-RNA陰性化時期、SVR率、中止率、安全性に違いはみられませんでした。さらに治療開始前とSVR24における採血データを比べると、年齢に関係なく血小板、ALT、AST、アルブミン、AFPの値の改善がみられました。

秋葉 80歳以上の高齢者でもSVRが得られれば、肝機能が改善するということですね。

豊田 現時点で、GT1型に臨床使用されているDCV/ASV併用療法、SOF/LDV配合剤、OBV/PTV/r配合剤の効果を国内第Ⅲ相試験SVR率で比べると、それぞれ84.7％、100％、90.5～98.1％でいずれも高値でした[3]。ただし、実臨床では耐性変異や薬物相互作用、腎機能障害の有無などによって、SVR率や使いやすさに違いが出ると思われます。

GT2型についても、腎機能・年齢別にSOF/RBV併用療法の効果を検討するとGT1型と同様の結果でした。ただし、RBVを使用しているためeGFRが60mL/min/1.73m^{2}未満の症例ではヘモグロビンの最低値がかなり低く低下率も大きかったので、5割以上の症例でRBVを減量しました。しかし、RBVによる溶血性貧血の頻度に関係している酵素ITPAの一塩基多型を調べ、貧血になりにくい症例に限定するとCKDステージ3ぐらいまでならeGFR 60未満で腎障害があっても投与可能という結果でした。

菊地 DCV/ASV併用療法では、年齢に関係なく高齢者でも同程度の効果が得られたそうですが、豊田先生はDAA療法に年齢の上限を設けておられますか。

豊田 上限は設定していませんが、高齢者でも希望が多く、米国感染症学会（IDSA）/米国肝臓学会（AASLD）では1年以上の生命予後が見込めれば治療を推奨しているので、当院ではその基準でやっています。当院での最高齢は89歳です。

須田 うちでは92歳が最高齢ですね。

菊地 「透析患者のC型ウイルス肝炎治療ガイドライン」では、5年以上の生命予後が見込める患者が抗ウイルス療法の治療適応ですが[10]、現在は透析患者でも長生きできますし、院内感染なども考慮して、1年以上の生命予後が見込めれば治療していいように思います。DAA療法は高齢者でも負担が少ないですし、逆に治療を勧めなかったことが問題になりかねない

ので、年齢の上限基準があるといいですね。

秋葉 基本的には、希望があれば年齢に関係なく治療することになりますが、高齢者の増加や医療費の増大もあり、医療予算全体へのインパクトなど医療経済学的観点からの国の判断も関係してくると思います。

透析患者およびCKD合併非透析患者におけるC型肝炎治療の効果と安全性

透析患者に対するC型肝炎治療

秋葉 次は、透析患者など腎機能に障害のある患者におけるC型肝炎治療について、須田先生からお話を伺います。

須田 2011年のDAA療法の登場以降C型肝炎治療が進歩し、IFN単独療法ではなく、Peg-IFN/RBVを含む3剤併用療法が可能になり治療成績も向上してきましたが、日本ではRBVが透析患者に禁忌で使用できませんでした。このため透析患者にはPeg-IFNの単独療法が標準療法でしたが副作用が多く、難治性の1型高ウイルス症例での治療成績は不十分でした[11]。このため、2014年にGT1型C型慢性肝炎に対して日本初のIFNフリー治療として承認された肝排泄型の薬剤、DCV/ASV併用療法の効果と安全性を、北海道の病院を中心としたNORTE Study Groupで検討しました。

本試験は、2015年1月からGT1型C型肝炎合併慢性腎不全透析患者を対象にDCV（60mg、1日1回）とASV（100mg、1日2回）を24週間投与し、同年11月までに治療後12週までの経過確認が可能であった21例を評価しました。その結果、21例中20例がSVR12を達成し、治療後4週に再発した1例はASVに対する耐性変異が治療前に認められていました[12]。一方、NS5A Y93変異が治療前に認められていた症例や肝硬変例については、全例でSVR12が得られました[12]。安全性については1例がgrade3の肝機能障害で治療を中止したものの、治療中止後速やかに正常化し、SVR12が得られました。また、発癌リスクマーカーであるAFP値、ALT値のほか、線維化マーカーであるヒアルロン酸の値が低下しました[12]。また、アルブミン値については治療早期から上昇し、治療終了時や終了後12週でも有意な上昇が認められ、とくに値が低かった症例で急激に上昇し、透析の除水がしやすかったとの透析医の評価でした。なお、現在では評価症例数が32例まで増加し、96.9%でSVR12率が得られています（図5）。

秋葉 DCV/ASV併用療法は、C型肝炎合併慢性腎不全透析患者に対する効果が高く非常に安全で、治療に伴うベネフィットも認められたということですね。

CKD合併非透析患者に対するC型肝炎治療

須田 続いて、CKD合併非透析患者370例を、eGFRに基づくCKDの重症度で分類し、とくに3b期、4/5期の症例に対するDAC/ASV併用療法の効果と安全性を検討しました。その結果、3b期、4/5期の全例で、治療終了時および治療後12週でSVRが得られ、中止例はありませんでした。また、治療期間中の腎機能の推移をCKDの病期別に確認すると、いずれの病期でも治療の進行に伴う有意な悪化はみられませんでした。また、OBV/PTV/r配合剤についても同様にNORTE Study Groupで検討中ですが、現状では透析患者での使用経験がないので、CKD症例10例のみの評価ですが、全例で試験終了時および終了後4週と12週でSVRが得られており治療成績は良好でした。

秋葉 つまり、DAC/ASV併用療法とOBV/PTV/r配合剤は、いずれもCKD 4/5期を含む腎機能障害例に対して高い治療効果が認められたということですね。

須田 ただし、OBV/PTV/r配合剤の投与では、10例中3例が使用を中止しています。この点についてはまだ少数例での結果であることを踏まえ、今後多数例での検討が必要です。なお、2016年9月に、新規のC型肝炎治療薬としてエルバスビル（EBR）/グラゾプレビル（GZR）併用療法が承認されました。この海外第Ⅲ相臨床試験C-SURFERでは、CKD 4/5期の重度腎障害を合併するGT1型のC型慢性肝炎患者に対するSVR12率が99.1%と報告されており[13]、透析を含む重度腎障害合併例でも有用な治療法になると考えられます。

秋葉 今後、CKD患者や透析患者に対するDAA療法のさまざまな利点が明らかになると思いますが、逆に、何か注意点や困った点はありますか。

須田 透析患者や高齢者では多剤服用例が多いの

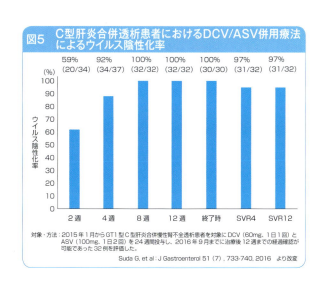

図5 C型肝炎合併透析患者におけるDCV/ASV併用療法によるウイルス陰性化率

対象・方法：2015年1月からGT1型C型肝炎合併慢性腎不全透析患者を対象にDCV（60mg、1日1回）とASV（100mg、1日2回）を24週間投与し、2016年9月までに治療後12週までの経過確認が可能であった32例を評価した。

Suda G, et al : J Gastroenterol 51 (7), 733-740, 2016 より改変

で、とくにOBV/PTV/r配合剤では、薬剤の変更や1回中止なども考慮して治療を行うことが必要だと思います。

豊田 肝臓医からすると透析の薬の変更は怖いので、当施設では透析医に判断してもらうことが多いですね。

秋葉 菊地先生は両方ご存じですが、やはりかなり大変ですか。

菊地 連携しないと難しいですね。腎透析医の場合自分で薬の変更指示はしますが、実際の対応は他の先生にお願いすることになるので、本当に変更されたかどうか確認が必要ですし、他の先生が薬を変更する場合もありますから、双方の緊密な連携が必須だと思います。

新規治療への期待と今後の課題

秋葉 最後に、新規治療への期待や今後の課題などについてお聞かせください。

菊地 透析患者には、現段階で変異例に対するガイドライン上の推奨薬剤がないですし、透析患者で使用頻度の高いカルシウム拮抗薬との併用が推奨されていない薬剤もありますので[3]、先ほど須田先生がご紹介されたEBR/GZR併用療法に期待しています。

須田 EBR/GZR併用療法は、有害事象の発現率が治療先行群とプラセボ先行群で同等で、SVR12率も高いので期待しています[13]。治療期間が12週間と短いのも良いですね。

秋葉 IFNの48週、72週に比べれば、12週でも24週でも短いのですが、やはり3ヵ月で治療が終わるのはメリットが大きいですね。

須田 ただし、SVRが得られても、高齢者や線維化進展例では発癌リスクが高いので、長期予後の十分なフォローが必要だと思います。

秋葉 SVRが得られた症例に対するフォローの回数は決まっているのでしょうか。

豊田 CKDや非透析患者では半年に1回実施している施設が多いと思います。ただ、その後の発癌という意味では、SVR達成時の状態で症例によってリスクがかなり違うので、その違いで3ヵ月間隔、6ヵ月間隔などメリハリをつける必要があると思います。

菊地 発癌しても、早い段階だと焼灼なども可能なので、定期的なフォローが必要ですね。

秋葉 先ほど、SVRが得られてアルブミン値が上昇したお話がありましたが、観察研究でアルブミン値が高いほど予後が良いことがわかっていても、アルブミン値を上げる治療をすれば予後が改善するかどうかは不明です。生命予後を延長する治療であれば、適応範囲が広がるかもしれません。

豊田 SVRとインスリン抵抗性や高コレステロール血症との関連も報告されており[14]、今後、こうした疾患の合併症例では副次的な効果も期待できるかもしれません。

菊地 CKDの非透析例では、治療によって透析までの期間が延長されるかどうかは検証すべき課題だと思います。保存期での介入で効果が明確になっているものがほとんどなく、治療を勧めている腎透析医が少ないこと。また、透析患者の場合HCVが陽性であっても、無治療で経過している場合も多いので、治療が終了した人も治療していない人も、トータルで管理していくシステムが必要だと思います。

秋葉 本日は、透析患者におけるHCV治療の新たな展開ということで議論してきました。耐性変異陽性患者のフォローや変異例の治療、またGT2型では現在でもIFN治療しか選択できないなどいくつか課題はありますが、IFNフリー治療が透析の世界にも導入され、透析現場からHCVが駆逐されるという新しい時代の到来を実感できるお話を伺うことができました。本座談会の内容が一般医家の先生方を含め、今後の診療の参考になれば幸いです。

本日はありがとうございました。

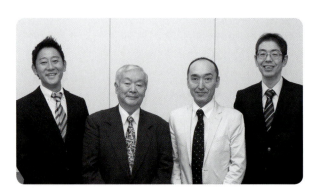

[文献]

1) 小高道夫：透析会誌 21(1), 1-39, 1988
2) 日本透析医学会 統計調査委員会：「図説 わが国の慢性透析療法の現状 2007年12月31日現在」, 2008
3) 日本肝臓学会 肝炎診療ガイドライン作成委員会 編：「C型肝炎治療ガイドライン（第5.1版）」, 2016
4) Tanaka J, et al：Intervirology 54(4), 185-195, 2011
5) Iwasa Y, et al：Clin Exp Nephrol 12(1), 53-57, 2008
6) Nakayama E, et al：J Am Soc Nephrol 11(10), 1896-1902, 2000
7) 菊地 勘：臨牀透析 30(7), 112-122, 2014
8) 日本透析医学会 統計調査委員会：「図説 わが国の慢性透析療法の現状 2014年12月31日現在」, 2015
9) 田端秀日朗 他：透析会誌 45(12), 1147-1153, 2012
10) 日本透析医学会：透析会誌 44(6), 481-531, 2011
11) Kikuchi K, et al：Ther Apher Dial 18(6), 603-611, 2014
12) Suda G, et al：J Gastroenterol 51(7), 733-740, 2016
13) Roth D, et al：Lancet 386(10003), 1537-1545, 2015
14) 小川栄一：感染症誌 89(1), 1-9, 2015

1. HCVとは

泉　並木　*Namiki Izumi*
武蔵野赤十字病院院長

Key Words　C型肝炎、ゲノタイプ、肝発癌、肝硬変、肝線維化

I. HCVとは

1. C型肝炎の分類と感染様式

　肝炎ウイルスには5種類あるが、そのうちC型慢性肝炎はC型肝炎ウイルス（hepatitis C virus：HCV）の感染によって惹起される肝炎をいう。HCVは、フラビウイルス科ヘパシウイルス属に分類される1本鎖RNAウイルスである。10種類以上の遺伝子型に分かれ、主として血液を介して感染する。血液を介してHCVが感染すると、約70％が慢性化し、持続感染を引き起こす。

　HCVは互いに3割程度の異なる遺伝子型（genotype）に分けられ、わが国では1型が7割、2型が3割を占める。わが国のHCV感染者は120万人程度と推計され、HCV抗体陽性者は全体の1.2～1.5％であり、高齢になるほど、感染率が高い[1]。HCVは血液を介して感染するため、HCV抗体が輸血用血液のスクリーニングとして普及した1992年以前には、アメリカの輸血後肝炎の90％以上がHCVによるものであった[2]。しかし、現在では輸血による感染はなくなっている。

2. 病理

　C型慢性肝炎ではHCVの持続感染によって、肝内に壊死と炎症反応が生じ、肝線維化が徐々に進行していく。C型慢性肝炎の早期の段階では門脈域の炎症が主体で、小葉内の炎症は軽度である[3)～5)]。肝炎が持続すると門脈域から肝小葉内に炎症が拡大し、門脈域の線維化が拡大していく。隣接する門脈域との間に架橋性線維化がみられるようになり、小葉改築が進行していく。最終的に線維性隔壁が肝実質を分断し、再生結節が形成されて肝硬変へと進行する。

3. 臨床症状

　自覚症状がない場合が多い。ASTやALTが上昇している場合には、全身倦怠感や食欲不振がみられる場合もある。早期に自覚されるのは、朝一番の尿が紅茶色になることであり、尿中ウロビリノゲンの排泄が増加するためと考えられる。身体的な他覚所見はない場合が多い。肝腫大がみられるのは1～2割であり、腹部触診によって判定できる。肝硬変近くまで進行すると、前胸や頸部にクモ状血管拡張がみられたり、手掌紅斑や下腿浮腫が観察される。また、腹水が出現することがあり、触診で判断できない場合には腹部超音波を行うべきである。

4. 検査成績

　スクリーニング用である血清HCV抗体が陽性になるとC型肝炎の可能性が高い。しかし感染初期の2ヵ月まではHCV抗体が陽性にならないため、急性感染が疑われる場合にはHCVRNAを

1. HCVとは

測定する必要がある。劇症肝炎に至ることはまれである[6]。HCVが感染すると54〜86％が持続感染となり自然にウイルスが排除されることはまれである[7]。感染が持続しているか否かは、HCVRNAを測定し、HCVRNAが陽性の場合には感染が持続していると考える。治療によってHCVRNAが陰性化しても、HCV抗体は陽性が持続するが、次第に力価が低下する。

HCVのgenotypeについては、わが国では70％の症例がgenotype 1b型で占められ、20％がgenotype 2a型、10％がgenotype 2b型であり、それ以外のHCVはまれであり、血友病などの輸入血液製剤による感染でgenotype 1a型がわずかにみられる[8)9)]。Genotypeを測定できない場合には、型特異抗体を用いたセロタイプを測定し、1型か2型かを鑑別するが、乖離例が1〜2％存在することに注意を要する[9]。

C型肝炎ではASTとALTを測定し、上昇していれば慢性肝炎が疑われる。しかし、HCVの感染者ではALT値が施設内正常値であっても、慢性肝炎でないとは言えない。肝炎ウイルスマーカーが陰性で非飲酒者でその他の肝障害がない人のALT値は男性で30IU/L以下、女性で19IU/L以下とされており[10]、これを超えた場合には慢性肝炎を疑う。

肝線維化の程度を推定するのに血小板数が参考になる。血小板数が12万/μL以下の場合には、肝線維化が進行して肝硬変に至っている場合が多く注意を要する[9]。蛋白合成能の指標として血清アルブミン値やプロトロンビン時間を参考にし、黄疸の有無は血清総ビリルビンと直接・間接ビリルビン値を測定する。肝線維化の指標としては、Ⅳ型コラーゲンやヒアルロン酸が用いられる[9]。

5. 診断

HCVRNA陽性で、ASTやALT値が31IU/L以上の場合には、C型慢性肝炎である可能性が高く、治療を要する場合が多い。肝線維化の進展や炎症の程度を把握する目的で、肝生検を行い確定診断する。肝生検を行わない場合には、肝線維化の程度を推定するための検査を行う。エラストグラフィーを用いるものとしてTE（Fibroscan）が最初に臨床的に用いられるようになった[11]。体表から低周波弾性波を送り、肝内の伝搬速度を計測することによって肝硬度をみるものである。その他剪断弾性波の伝搬速度を算出するARFIや[12]、組織の歪みから相対的な肝臓の硬さをカラー表示するRTE[13]などが用いられている。MRIを用いて肝臓に振動を与え、その伝搬を画像化して肝硬度を測定するMR elastography（MRE）の有用性が報告されている[14]。

血液検査によって肝線維化を推定する方法が行われ、線維化マーカーとしてヒアルロン酸、P-Ⅲ-PやⅣ型コラーゲンが用いられている[15]。またレクチンを用いた糖鎖マーカーであるMPBP Giが肝線維化との相関がよい[16]。

その他に簡便な臨床的に行える検査値を用いて肝線維化予測モデルが作成され、AST to Platelet index（APRI）スコアは簡便であり有用性が高い[17]。また、FIB-4は年齢、AST、ALT、血小板をパラメーターとして算出され、とくに肝硬変を診断するのに有用性が高い[18]。

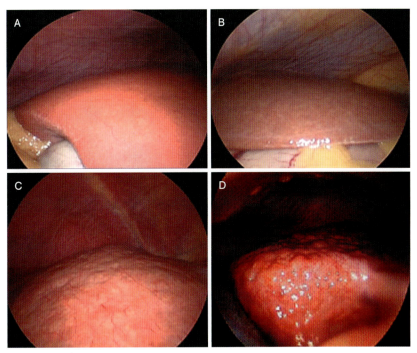

図1 腹腔鏡によるC型肝炎の進展度の観察
　A：F1に相当する肝表面の点状の陥凹
　B：F2に相当する樹枝状陥凹
　C：F3に相当する区域化の陥凹が観察される
　D：F4の肝硬変では再生結節が明らかである

II．HCV感染が患者にもたらす不利益

1. 肝硬変への進展

　HCVの持続感染によって、慢性肝炎から肝硬変と進行する。肝臓の線維化が徐々に進行することによって次第に肝硬変へと進展するが、その経過を腹腔鏡で観察するとF1に相当する初期の肝線維化の段階では、肝臓はほぼ平滑で点状の陥凹がみられるが、F2の門脈域から線維化が進行すると樹枝状の陥凹が観察される。F3の肝線維化が進行した状態になると、区域化の陥凹が観察され小葉改築が進行していくのが認められる。さらに進行すると、結節形成が明らかとなり肝硬変に至っているのが観察される（図1）。感染からの自然経過について、輸血後C型肝炎131例が報告され、平均20.6年で肝硬変に60例が進行し、平均28.3年で14例が肝癌を発症している[19]。わが国では、欧米よりも肝硬変からの肝発癌率が高く、自然経過をまとめると図2のようになると考えられる[20]。

2. 糖尿病の合併やインスリン抵抗性出現

　C型慢性肝炎ではインスリン抵抗性を合併する頻度が高く、そのため肝細胞癌の発症リスクや肝線維化進行が高まると考えられている[21,22]。HCV感染が肝臓内で脂質代謝に深く影響し、脂肪滴がHCV増殖の重要な増殖部位であり[23]、またHCV感染によってVLDL形成を阻害される[24]。またC型慢性肝炎では、過剰な肝内鉄沈着が観察されるが[25]、HCV感染によって、小腸上皮基底膜に発現するferroportinを抑制して鉄吸収を抑える作

1. HCVとは

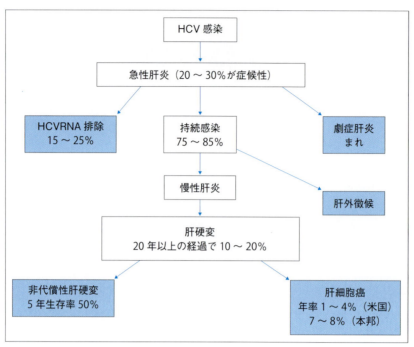

図2　HCV感染の自然経過（文献20より引用）

用を有するヘプシジン（hepcidin）の肝臓における分泌が低下していることが示され、これはHCVが排除された後に改善する[25]。

3. 肝発癌

C型慢性肝炎では、ウイルスが持続感染している場合には高率に肝発癌をきたす。わが国の肝癌の成因では、64.7％がC型肝炎ウイルス感染由来である[26]。肝発癌のリスクは、治療後のALTとAFPの値ごとに差がみられ、ALT値が80IU/L以上の場合に肝発癌が最も頻度が高く、次にALT 40IU/L以上が高い。しかし、ALT値が正常値の40IU/L未満であっても肝発癌がみられ、ALTが20IU/L以上と20IU/L未満を比較すると、有意に40IU/L以上の方が肝発のリスクが高い[27]。慢性肝炎の経過中に、血清AFP値が20ng/mL以上であった場合には肝発癌のリスクが高いが、10～20ng/mLの場合には次いで肝癌の発症が多い。

さらに、AFP値は6ng/mLでも発癌率に差がみられ、6ng/mL以上の場合には、それ未満の場合よりも肝発癌が高率にみられている（図3）。

肝内の鉄沈着は酸化ストレスを増強させ、肝発癌リスクの上昇に関与する[28)29]。

III. C型肝炎ウイルス駆逐療法の意図

1. HCV排除と生命予後

国内の大規模な多施設共同研究により、HCV排除が全死亡および肝関連死を抑制することが示された。抗ウイルス治療を受けなかったC型肝炎256例とインターフェロン単独治療を受けたC型肝炎2,698例（うちHCV排除成功738例）を平均6.0年間観察し、年齢と性別をマッチさせた日本人一般人口の生存率を基準とした標準化死亡比（SMR）で解析した結果、抗ウイルス治療を受けなかったC型肝炎では全死亡のSMRは2.7（95％信頼区間：2.0-3.6）、肝関連死のSMRは22.2

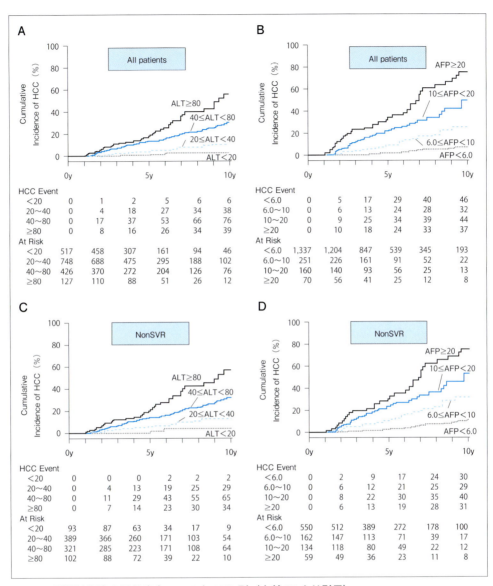

図3 C型慢性肝炎の肝発癌率 ALTとAFP別（文献27より引用）
C型慢性肝炎症例全体でも、インターフェロンで治癒しなかった例でもALTとAFPが高値ほど肝発癌率は高い。

(16.0-30.0) だったのに対し、HCV排除成功例では全死亡のSMRが0.2（0.1-0.5）、肝関連死のSMRも0.3（0.0-1.7）と低下した[30]。もう1つの多施設コホートIHIT studyでは、抗ウイルス治療を受けなかったC型肝炎459例とインターフェロン単独治療を受けたC型肝炎2,439例（817例がHCV排除に成功）の生命予後について平均5.4年間観察した結果、抗ウイルス治療を受けなかったC型肝炎における全死亡のSMRは1.9（1.3-2.8）、肝関連死のSMRは13.5（8.6-20.3）だったのに対し、HCV排除成功例では全死亡のSMRが0.4（0.1-0.7）、肝関連死のSMRも0.8（0.1-3.0）と低下し、多変量解析ではHCV排除により全死亡のハザード比が0.148（0.064-0.343）、肝関連死のハザード比が0.050（0.012-0.216）と有意に抑制された[31]。

2. HCV排除と肝線維化の改善

HCV排除成功例においては、肝線維化ステージが年率で−0.28±0.03減少し、肝線維化ステージの改善率は59%、不変は40%で、1%では進行していた。治療前に肝硬変（F4）であった24例でも、29%がF2に、17%がF3に改善していたが、54%では不変であった[31]。HCV排除成功97例に対して平均5.8年間隔で反復肝生検を施行した報告では[32]、肝線維化ステージは年率で−0.068±0.66減少し、肝線維化ステージの改善率は45%、不変は48%で、6%では進行していた。

3. HCV排除と肝発癌の低下

HCV排除による肝発がん抑止効果について検討したメタ解析では[33]、HCV排除により発がんハザード比が0.24（0.18-0.31）に低下し、線維化進行例に限定した解析でも、発がんハザード比は0.23（0.16-0.35）と有意に抑制された。したがって、HCV排除の目的として、生命予後改善、肝線維化の改善と肝発癌の防止が最も重要である。

参考文献

1) Tanaka J, Kumagai J, Katayama K, et al：Sex-and age-specific carriers of hepatitis B and C viruses in Japan estimated by the prevalence in the 3,485,648 first-time blood donors during 1995-2000. Intervirology 47：32-40, 2004
2) 田中順子：HCV感染の疫学・感染経路．榎本信幸，竹原徹郎，持田智編．C型肝炎の診療を極める　基本から最前線まで．文光堂，東京，p15-22, 2014
3) 中沼安二：ウイルス性肝炎：急性肝炎と慢性肝炎／肝硬変．中沼安二編．肝臓を診る医師のための肝臓病理テキスト．南江堂，東京，p74-88, 2013
4) 中沼安二：肝．向井清，真鍋俊明，深山正久編．外科病理学　第4版．文光堂，東京，p599-664, 2006
5) 佐々木素子，中沼安二：病理診断．榎本信幸，竹原徹郎，持田智編．C型肝炎の診療を極める　基本から最前線まで．文光堂，東京，p67-72, 2014
6) Kanda T, Yokosuka O, Imazeki F, et al：Acute hepatitis C virus infection, 1986-2001：a rare cause of fulminant hepatitis in Chiba, Japan. Hepatogastroenterology 51：556-558, 2004
7) Seeff LB：Natural history of chronic hepatitis C. Hepatology 36：S35-46, 2002
8) Wu S, Kanda T, Nakamoto S, et al：Prevalence of hepatitis C virus subgenotypes 1a and 1b in Japanese patients：ultra-deep sequencing analysis of HCV NS5B genotype-specific region. PLoS One 8：e73615, 2013
9) 神田達郎，横須賀収：C型肝炎診断の基本（病態，予後，治療）．榎本信幸，竹原徹郎，持田智編．C型肝炎の診療を極める　基本から最前線まで．文光堂，東京，p40-44, 2014
10) Prati D, Taioli E, Zanella A, et al：Updated definitions of healthy ranges for serum alanine aminotransferase levels. Ann Intern Med 137：1-10, 2002
11) Sandrin L, Fourquet B, Hasquenoph JM, et al：Transient elastography：a new noninvasive method for assessment of hepatic fibrosis. Ultrasound Med Biol 29：1705-1713,

2003

12) Takahashi H, Ono N, Eguchi Y, et al : Evaluation of acoustic radiation force impulse elastography for fibrosis staging of chronic liver disease : a pilot study. Liver Int 30 : 538-545, 2010

13) Koizumi Y, Hirooka M, Kisaka Y, et al : Liver fibrosis in patients with chronic hepatitis C : noninvasive diagnosis by means of real-time tissue elastography-establishment of the method for measurement. Radiology 258 : 610-617, 2011

14) Ichikawa S, Motosugi U, Ichikawa T, et al : Magnetic resonance elastography for staging liver fibrosis in chronic hepatitis C. Magn Reson Med Sci 11 : 291-297, 2012

15) 伊藤清顕：肝線維化マーカー．榎本信幸，竹原徹郎，持田智編．C型肝炎の診療を極める 基本から最前線まで．文光堂，東京，p84-88，2014

16) Ito K, Kuno A, Ikehara Y, et al : Lec T-Hepa, a glyco-marker derived from multiple lectins, as a predictor of liver fibrosis in chronic hepatitis C patients. Hepatology 56 : 1448-1456, 2012

17) Wai CT, Greenson JK, Fontana RJ, et al : A simple noninvasive index can predict both significant fibrosis and cirrhosis in patients with chronic hepatitis C. Hepatology 38 : 518-526, 2003

18) Vallet-Pichard A, Mallet V, Nalpas B, et al : FIB-4 : an inexpensive and accurate marker of fibrosis in HCV infection. Comparison with liver biopsy and fibrotest. Hepatology 46 : 32-36, 2007

19) Wang CC, Krantz E, Klarquist J, et al : Acute hepatitis C in a contemporary US cohort : modes of acquisition and factors influencing viral clearance. J Infect Dis 196 : 1474-1482, 2007

20) 渡辺久剛，上野義之：C型肝炎の自然経過．榎本信幸，竹原徹郎，持田智編．C型肝炎の診療を極める 基本から最前線まで．文光堂，東京，p23-31，2014

21) Leandro G, Mangia A, Hui J, et al : Relationship between steatosis, inflammation and fibrosis in chronic hepatitis C : a meta-analysis of individual patient data. Gastroenterology 130 : 1636-1642, 2006

22) Naing C, Mak JW, Ahmed SI, et al : Relationship between hepatitis C virus infection and type 2 diabetes mellitus : meta-analysis. World J Gastroenterol 18 : 1642-1651, 2012

23) Miyanari Y, Atsuzawa K, Usuda N, et al : The lipid droplet is an important organelle for hepatitis C virus production. Nat Cell Biol 9 : 1089-1097, 2007

24) Perlemuter G, Sabile A, Letteron P, et al : Hepatitis C virus core protein inhibits microsomal triglyceride transfer protein activity and very low density lipoprotein secretion : a model of viral-related steatosis. FASEB J 16 : 185-194, 2002

25) Furutani T, Hino K, Okuda M, et al : Hepatic iron overload induces hepatocellular carcinoma in transgenic mice expressing the hepatitis C virus polyprotein. Gastroenterology 130 : 2087-2098, 2006

26) 第19回全国原発性肝癌追跡調査報告．p45，2014

27) Asahina Y, Tsuchiya K, Nishimura T, et al : α-fetoprotein levels after interferon therapy and risk of hepatocarcinogenesis in chronic hepatitis C. Hepatology 58 : 1253-1262, 2013
28) Fujita N, Sugimoto R, Motonishi S, et al : Patients with chronic hepatitis C achieving a sustained virological response to peginterferon and ribavirin therapy recover from impaired hepcidin secretion. J Hepatol 49 : 702-710, 2008
29) Fujita N, Horiike S, Sugimoto R, et al : Hepatic oxidative DNA damage correlates with iron overload in chronic hepatitis C patients. Free Radic Biol Med 42 : 353-362, 2007
30) Kasahara A, Tanaka H, Okanoue T, et al : Interferon treatment improves survival in chronic hepatitis C patients showing biochemical as well as virological responses by preventing liver-related death. J Viral Hepat 11 : 148-156, 2004
31) Yoshida H, Arakawa Y, Sata M, et al : Interferon therapy prolonged life expectancy among chronic hepatitis C patients. Gastroenterology 123 : 483-491, 2002
32) Tachi Y, Hirai T, Miyata A, et al : Progressive fibrosis significantly correlates with hepatocellular carcinoma in patients with a sustained virological response. Hepatol Res 45 : 238-246, 2015
33) Morgan RL, Baack B, Smith BD, et al : Eradication of hepatitis C virus infection and the development of hepatocellular carcinoma : a meta-analysis of observational studies. Ann Intern Med 158 : 329-337, 2013

2. HCV感染透析患者の現況と対策

菊地　勘　*Kan Kikuchi*
下落合クリニック

Key Words　HCV、インターフェロン、DAA、肝癌、腎移植

はじめに

1989年にC型肝炎ウイルス（HCV）が発見され、輸血製剤の抗体スクリーニングが可能となり、輸血による新規感染は激減した。また、1990年にエリスロポエチン製剤が保険適用となり、輸血を施行する機会も減少した。しかし、慢性透析患者の2007年のHCV抗体陽性率9.8％、2006～2007年のHCV抗体陽転化率1.0％と、一般人口と比較して非常に高率である[1)2)]。2007年の透析導入患者のHCV抗体陽性率は7.9％と、すでに導入時から高率であり透析患者での有病率の高い原因の1つとなっている。

I. HCV感染透析患者の生命予後

透析患者でもHCV感染患者は肝硬変・肝細胞癌による死亡が増加する。わが国のHCV抗体陽性透析患者276人とHCV抗体陰性透析患者1,194人を6年間追跡した研究では、HCV抗体陽性患者の死亡率は33.0％で、HCV抗体陰性患者の死亡率23.2％と比較し、有意に高率であった。肝硬変による死亡率はHCV抗体陽性患者で8.8％、HCV抗体陰性患者で0.4％であった。肝細胞癌による死亡率はHCV抗体陽性患者で5.5％、HCV抗体陰性患者で0％であった。この研究により、HCV感染が透析患者の重要な生命予後決定因子であることが示されている[3)]。すでに透析導入時よりHCV感染率が高く、長期維持透析患者・高齢透析患者が増加している現状、肝硬変・肝細胞癌に進行する症例の増加が予想される。長期生存が期待される症例には、積極的に抗ウイルス療法を行う必要性がある。

II. HCV感染と腎移植

わが国の生体腎移植患者のみを対象とした大規模な観察研究を紹介する[4)]。1990年1月から2009年12月に東京女子医科大学泌尿器科で生体腎移植を施行した全患者964名で、HCV抗体陰性患者とHCV抗体陽性患者での腎生着率と生存率を検討した。HCV抗体陰性914人、HCV抗体陽性50人の2群間での腎生着率および生存率を、全症例およびプロペンシティスコアマッチング法で比較した。2群間での移植腎生着率を比較すると、HCV抗体陰性群（％）vs HCV抗体陽性群（％）で、60ヵ月後88.4 vs 71.8、120ヵ月後75.6 vs 51.3とHCV抗体陽性群の生着率は経年的に有意に低下した（Log-rank test p＜0.001）。2群間での生存率を比較すると、HCV抗体陰性群（％）vs HCV抗体陽性群（％）で、60ヵ月後97.3 vs 89.3、120ヵ月後93.7 vs 81.3とHCV抗体陽性群の生存率は経年的に有意に低下した（Log-rank test p＜0.001）。HCV抗体陰性患者と比較してHCV抗体陽性患者では、腎生着率が低下し生存率も低下すること

が明らかとなった。腎生着率が低下する原因とし、HCV抗体陽性群では移植後糖尿病の発症率やchronic rejectionの割合が高いことがあげられた。

HCV抗体陰性患者と比較しHCV抗体陽性患者では、腎生着率が低下し生存率も低下する。腎移植を予定している症例には積極的に抗ウイルス療法を行う必要性がある。

III．腎機能正常者における抗ウイルス療法

1．インターフェロン（IFN）を基本とする治療

わが国では1992年にC型慢性肝炎に対して従来型IFNが保険適用となったが、最も難治であり最も多く存在する、Genotype 1型・高ウイルス量のC型慢性肝炎に対するSVRは5〜10%と低率であった。その後、2001年に従来型IFN＋リバビリン（RBV）併用療法、2003年にペグインターフェロン（Peg-IFN）単独療法、そして2004年にはPeg-IFN＋RBV併用療法が保険適用となり、SVRは約50%までに向上した。その後2011年にはDirect-acting antiviral（DAA）であるTelaprevirとPeg-IFN＋RBV併用療法、2013年Peg-IFN＋RBV＋Simeprevir併用療法が保険適用となり、SVRは約90%まで飛躍的に向上した。

2．IFNを基本としない治療

わが国では2014年にIFNフリー、内服薬のみでの治療であるダクラタスビル＋アスナプレビル療法が保険適用に、2015年にはソフォスブビル＋レディパスビル療法、パリタプレビル／リトナビル＋オムビタスビル療法が保険適用となり、このSVRは95〜100%と非常に高率であり[5)〜7)]、C型慢性肝炎は根治を目指せる時代となった。

IV．透析患者における抗ウイルス療法

1．IFN療法

2011年に日本透析医学会より公開された、「透析患者のC型ウイルス肝炎治療ガイドライン」（ガイドライン）では[8)]、従来型IFN単独療法またはPeg-IFN単独療法が推奨されている。実際に透析患者ではRBVの使用が禁忌であるため、RBVを併用するすべての治療法が施行できないことから、ガイドライン作成当時は、腎機能正常者で可能であったRBV併用療法の恩恵を受けられない状況にあった。IFNフリーの登場する2014年までは、抗ウイルス療法を施行する場合、IFN療法を否応なく選択することとなり、治療の普及が低率である原因の1つであった。

2．国内でのPeg-IFNα2a単独療法の多施設共同研究での治療成績[9)]

REACH study（Recommendation of Peg-IFNα2a treatment for hepatitis C patients on Hemodialysis）は、国内でのHCV感染透析患者に対するPeg-IFNα2aの有効性と安全性を検討する多施設の前向き介入研究で、参加施設数は20施設、56人の患者を対象に行われた。治療はGenotypeに関係なく、低ウイルス量（HCV RNA 5.0Log IU/mL未満）はPeg-IFNα2a 90μg/週、高ウイルス量（HCV RNA 5.0Log IU/mL以上）はPeg-IFNα2a 135μg/週で、48週間の治療が行われた。対象はGenotype 1型の高ウイルス量33人、低ウイルス量8人、Genotype 2型の高ウイルス量9人、低ウイルス量6人であった。全症例の75%が高ウイルス量であったにもかかわらず39%（1型29%、2型67%）と高いSVRが得

られた。また、ウイルス型別でのSVRが高率となるHCV RNA量のcut off値は、1型ではHCV RNA量が5.7Log IU/mL未満でSVR 64％、2型ではHCV RNA量が6.5Log IU/mL未満でSVR 88％であった。Peg-IFN α 2a療法は、単独療法であっても高いSVRが得られ、とくにcut off値を設定して治療した場合、非常に高い治療効果が得られることが明らかとなった。

V．透析患者への抗ウイルス療法の実際

透析患者でのガイドライン作成からすでに5年が経過しており、この間にDAAが登場したことから、透析患者での抗ウイルス療法もパラダイムシフトを迎えている。透析患者においても大多数を占めるGenotype 1型でNS5A耐性変異の無い症例では、DAA内服治療を完遂できれば100％に近いSVRが期待できる（詳細は他稿を参照）。DAA療法では、IFN療法のようなインフルエンザ様症状は無く、その他の副作用も軽微である。

Genotype 2型の治療は、2015年にソフォスブビル＋RBV療法が保険適用となり、SVR 96.4％と非常に効果の高い治療法であるが、併用薬がRBVであることから透析患者では適応できない。Genotype 2型の透析患者での治療は、すでにエビデンスのあるPeg-IFN単独療法が第一選択となる。REACH study[9]の結果から、Genotype 2型に対するPeg-IFN単独療法で、HCV RNA量が6.5Log IU/mL未満の患者を選択した場合、SVRが88％と高率であり、十分な効果が期待できる。

1．透析患者での抗ウイルス療法の治療選択

Genotype 1型
・ダクラタスビル＋アスナプレビル（Y93/L31変異無の症例）24週
・パリタプレビル/リトナビル＋オムビタスビル（Y93変異無の症例）12週
・エルバスビル＋グラゾプレビル12週

Genotype 2型（HCV RNA量 6.5Log IU/mL未満）
・Peg-IFN単独療法24〜48週

VI．血液透析施設でのB型肝炎、C型肝炎への対策[10]

1．HBVおよびHCV関連検査

肝炎は不顕性感染の場合もあり、透析患者では血清トランスアミナーゼが低値で経過するため、新規感染を拾い上げるためには、定期的なHBVおよびHCV関連検査が重要である。透析患者は初回検査でHBs抗原やHCV抗体検査が陰性であっても、6ヵ月に1回以上のHBs抗原、HBs抗体、HBc抗体、HCV抗体の検査を行い、新たな新規感染がないことを確認する必要がある。

そして、HBs抗原陽性患者にはHBe抗原、HBe抗体、HBV DNA検査を、HCV抗体陽性患者にはHCV RNA検査を行う。

2．肝炎患者でのベッド配置

1）HBV感染患者（HBs抗原陽性者とHBV DNA陽性者）（図1、2）

HBVは室温で最低7日間は環境表面に存在することが可能であり、透析装置や鉗子などからHBs抗原が検出される。定期的な清掃や消毒が

2. HCV感染透析患者の現況と対策

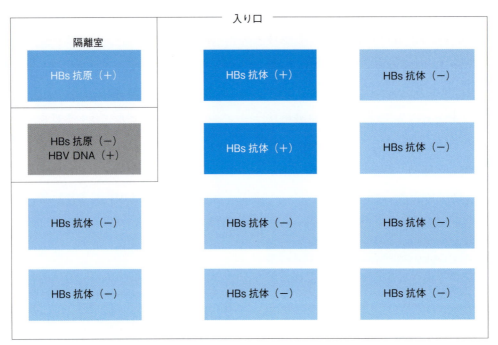

図1 HBV感染透析患者のベッド配置
　　改訂4版では隔離にHBs抗原陽性者以外にHBV DNA陽性者を追加。

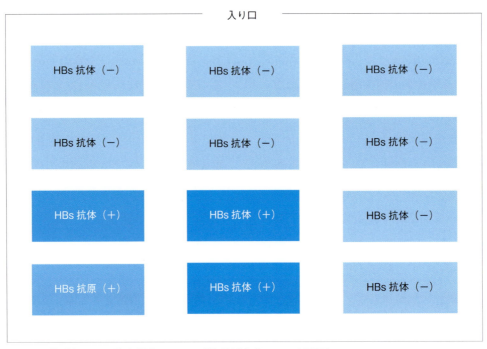

図2 隔離透析が不可能な場合のHBV感染透析患者のベッド配置
　　中和抗体であるHBs抗体陽性者を感染者と非感染者の間に配置。

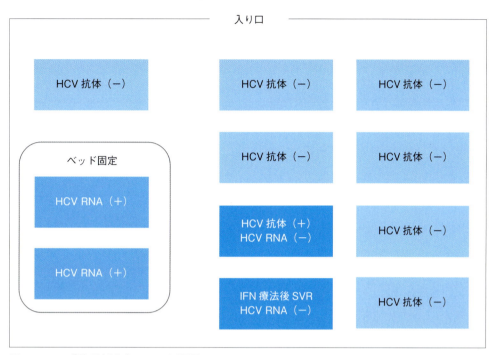

図3 HCV感染透析患者のベッド配置
　以前はHCV抗体陽性者を対象としていたが、改訂4版ではHCV RNA陽性者を対象。

行われていない透析装置や透析関連物品が感染源となり、透析スタッフの手指、透析関連物品から新規感染やアウトブレイクを引き起こす可能性がある。HBV感染患者が使用した器具を隔離することで、患者間のHBV感染を減少させることが報告されている。したがって、HBV感染患者は個室隔離透析、隔離が不可能な場合はベッド固定を行い、専用の透析装置や透析関連物品の使用を行う。

HBV感染患者の個室隔離またはベッド固定は、HBs抗原陽性患者とHBV DNA陽性患者を対象とする。個室隔離が不可能な施設でHBV感染患者のベッド固定を行う場合は、HBV感染患者を透析室の隅に配置、その周囲にHBs抗体陽性患者を配置して、その外側にHBs抗体陰性である非感染患者を配置する。

3. HCV感染患者（HCV RNA陽性者）（図3）

HCVのアウトブレイクが報告されていること、新規感染率の高率な施設が存在すること、HCV患者の固定や隔離により新規感染率が減少したと報告されていることから、HCV感染患者はベッド固定、専用の透析装置や透析関連物品の使用を行うことが推奨される。

HCV感染患者のベッド固定はHCV RNA陽性であるキャリア患者を対象とする。ただし、抗ウイルス療法中のHCV RNA陰性患者や抗ウイルス療法後24週未満のHCV RNA陰性患者は感染対策の対象となる。抗ウイルス療法後24週以降にSVRを確認し感染対策を解除する。

※SVR（sustained virological response：ウイルス学的著効）：抗ウイルス療法終了24週後のHCV RNAの陰性化

おわりに

透析患者でもHCV感染患者は肝硬変・肝細胞癌の発症率が高く、死亡率も高い。また、HCV感染腎移植患者も、腎生着率が低く、生存率も低下する。したがって、長期生存が期待できる患者や腎移植を予定しているHCV感染透析患者は、抗ウイルス療法を積極的に施行するべきである。

参考文献

1) 日本透析医学会統計調査委員会編：図説わが国の慢性透析療法の現況 2007年12月31日現在．東京：日本透析医学会，2008
2) Nakai S, Suzuki K, Masakane I, et al：Overview of regular dialysis treatment in Japan (as of 31 December 2008). Ther Apher Dial 14：505-540, 2010
3) Nakayama E, Akiba T, Marumo F, et al：Prognosis of Anti-Hepatitis C Virus Antibody-Positive Patients on Regular Hemodialysis Therapy. J Am Soc Nephrol 11：1896-1902, 2000
4) 田端秀日朗，菊地勘，石田英樹，他：生体腎移植でのHCV抗体陽性レシピエントにおける腎生着率と生存率の検討．透析会誌 45：1147-1153, 2012
5) Kumada H, Suzuki Y, Ikeda K, et al：Daclatasvir plus asunaprevir for chronic HCV genotype 1b infection. Hepatology 59：2083-2091, 2014
6) Mizokami M, Yokosuka O, Takehara T, et al：Ledipasvir and sofosbuvir fixed-dose combination with and without ribavirin for 12 weeks in treatment-naive and previously treated Japanese patients with genotype 1 hepatitis C：an open-label, randomised, phase 3 trial. Lancet Infect Dis 15：645-653, 2015
7) Kumada H, Chayama K, Rodrigues L Jr, et al：Randomized phase 3 trial of ombitasvir/paritaprevir/ritonavir for hepatitis C virus genotype 1b-infected Japanese patients with or without cirrhosis. Hepatology 62：1037-1046, 2015
8) 社団法人日本透析医学会透析患者のC型ウイルス肝炎治療ガイドライン作成ワーキンググループ：透析患者のC型ウイルス肝炎治療ガイドライン．透析会誌 44：481-531, 2011
9) Kikuchi K, Akiba T, Nitta K, et al：Multicenter study of pegylated interferon α-2a monotherapy for hepatitis C virus-infected patients on hemodialysis：REACH study. Ther Apher Dial 18：603-611, 2014
10) 日本透析医会，日本透析医学会，日本臨床工学技士会，他：透析施設における標準的な透析操作と感染予防に関するガイドライン（四訂版）．東京：日本透析医会，2015

3. 透析患者におけるHCV1型治療
1) 治療法

須田　剛生 *Goki Suda*, 伊藤　淳 *Jun Ito*, 木村　恵 *Megumi Kimura*
川岸　直樹 *Naoki Kawagishi*, 坂本　直哉 *Naoya Sakamoto*
北海道大学大学院医学研究科・消化器内科学分野

Key Words HCV、DAAs、血液透析患者、腎障害

はじめに

　血液透析患者におけるC型肝炎感染率は非透析患者に比較して有意に高く、また加えてC型肝炎の感染は生命予後不良因子となる。そのために、透析患者においても慢性C型肝炎ウイルスの感染は積極的な治療が求められる。最近までの標準治療であったインターフェロン治療の治療成績は、後述のように十分な治療成績は得ることは難しく、高い合併症、治療中止率が問題となった。

　近年、HCVの細胞内増殖系の確立と、HCV蛋白の立体構造解析の進歩によりHCVのウイルス蛋白を直接標的としたDAA（Direct Acting Antivirals）薬剤の開発が急速に進行した（図1）。これらの薬剤の国内・国外の臨床試験では、非常に高い著効率が報告されていた。しかしながら、これらのDAAsの臨床試験は透析症例を含む高度腎機能障害を有する患者を除外して試験が行われることが大半であり高度腎機能障害を有した患者に対する治療成績については十分に明らかにされていなかった。そのために、当初これらのDAAsの高度腎機能障害を有する患者に対する安全性・有効性については不明であった。しかしながら、つい最近、透析患者に対する慢性C型肝炎患者に対するDAAs治療の効果・安全性が報告され日本肝臓病学会ガイドラインにおいても、DAAs治療が透析患者においても推奨された。本稿では、現段階におけるゲノタイプ1型透析患者に対する治療について概説する。

I. 透析患者に対する慢性C型肝炎治療の治療適応と注意点

　前述のごとく、HCV感染は透析患者では生命予後を悪化させていることが明らかとなっており、その治療適応は原則的に生命予後が期待できる症例とされている[1]。しかしながら、DAAs治療においても非代償性肝硬変症例などへの安全性は確保されておらず非透析患者と同様の除外基準が適応となる。また、透析患者は内服薬の数が多くなることが多く、治療の際はDrug-Drug-interactionに注意しながら薬剤の変更・中止が求められることもある。また、透析患者において留意する点として血清トランスアミナーゼが腎機能正常者より低値を示すことである。Espinosaらは、透析患者の血清ALT値は15.6±12IU/Lで腎機能正常対照者は22.7±18IU/Lと比較して低値であると報告している[2]。しかしながら、透析患者のなかでもC型肝炎の有無により血清トランスアミナーゼ値を比較すると正常値内であるが、ALTはHCV抗体陽性者で22.7±20.0、陰性者で12.5±8.8であり、HCV抗体陽性透析患者の方が高値とな

3. 透析患者におけるHCV1型治療　1）治療法

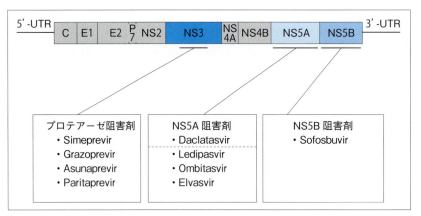

図1　HCV構造とDirect antivirals agents（DAAs）のターゲット

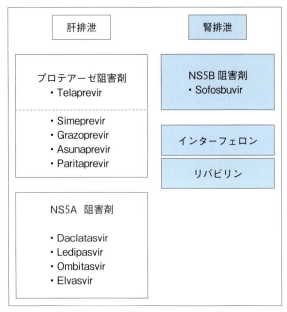

図2　主な抗HCV薬の排出経路

ることが報告されている[3]。DAAsの副作用のなかには、肝機能障害を起こすものもあり透析症例においてはより厳密な注意が求められる。

II. 透析症例に対するC型肝炎治療

1. インターフェロン併用療法

1989年のHCVの発見以降、慢性C型肝炎に対する治療はインターフェロンと抗ウイルス薬であるリバビリンを中心とした治療法が長らく標準療法となっていた[1]。インターフェロンをペグ化することにより週1回の注射が可能となったが、1年間毎週の通院が必要であることも考慮するとその治療成績は十分なものでなかった。さらに、透析患者に対する治療においては、インターフェロンとリバビリンは主に腎臓より排泄され（図2）[4]、加えてともに透析にも十分には除去されないことより、インターフェロンは減量を考慮する必要がある。また、重要なこととしてリバビリンは本邦においては、添付文書上、透析患者を含む高度腎機能低下者（クレアチニンクリアランス50mL/分以下）には使用は禁忌であり、その結果、透析症例にはインターフェロン単独療法が標準療法となっていた。

透析症例に対する、インターフェロン単独療法の治療成績に関してはメタアナリシスが報告されている[5]。そのなかではトータルでのSVR率は41%、治療中止率は26%と高い中止率が認められた。また、透析症例に対するPeg-IFN単独療法のメタアナリシス[6]では、トータルのSVR率は40%で中止率は14%と報告された。

本邦においてもペグインターフェロン単独療法の多施設共同研究の治療成績が報告されている。治療プロトコールは、ゲノタイプに関係なく、低

ウイルス量症例 Peg-IFN α2a 90μg/週、高ウイルス量症例は Peg-IFN α2a 135μg/週の48週投与で試験は行われた。治療成績は、ゲノタイプ1型低ウイルス量で SVR 率 88% と良好であったが、一方でゲノタイプ1型高ウイルス量では SVR 率が 16%（5/33）と限定的な治療効果であった[7]。

2. Direct acting antivirals（DAAs）治療

つい最近、HCV NS3/4（プロテアーゼ）、NS5A、NS5B（RNA 依存性 RNA ポリメラーゼ）を直接ターゲットとする direct acting antivirals（DAAs）の開発が進んだ。DAAs は高い抗 HCV 作用を有するが、単独での使用では高頻度に薬剤耐性ウイルスが出現することが明らかとなり複数の DAAs 併用療法として原則治療が行われる。前述のとおり、DAAs 併用療法により臨床治験では SVR 率が 90％を超える高い治療効果が確認されたが、多くは腎機能障害を除外した結果であった[8]〜[12]。また、高い抗ウイルス作用と耐性ウイルスの出現しにくいことが報告されている NS5B 阻害剤のソホスブビルが腎排泄のために透析症例においては禁忌となっている。

1）慢性 C 型肝炎合併透析症例に対するダクラタスビル・アスナプレビル併用療法

そのような背景のなかで、本邦において IFN を用いない初のプロトコールとして認可された NS5A 阻害剤の Daclatasvir と NS3 プロテアーゼ阻害剤である Asunaprevir は両剤とも主な薬剤代謝経路は肝臓であり、すなわち透析患者も含め腎障害患者に対する使用は禁忌ではなかった。実際に、ダクラタスビル 60mg を単回経口投与により、末期腎不全で血液透析中の被験者における AUC は腎機能が正常な被験者に比べて 26.9% の上昇で安全閾の範疇と考えられた[13]。アスナプレビルについても同様に、腎機能が正常な被験者および、血液透析を行っている被験者の比較では AUC は 10.1% 低くなる一方、Cmax は 28.6% 高かったと報告されておりこちらも安全閾であることが想定される[14]。一方で、臨床試験において、肝機能障害が比較的高率に出現することが明らかとなっており透析症例においても同様に注意が必要となる。

そこで、われわれは C 型肝炎合併慢性腎不全透析患者に対する Daclatasvir/Asunaprevir 併用療法の治療効果・安全を北海道の病院を中心とする NORTE STUDY GROUP において検討することとした。2015 年 11 月までに治療後 12 週間目までの経過の確認が可能であった 21 例について検討を行った[15]。21 例中、男性 15 名、女性 6 名で、年齢中央値が 63（50〜79）歳、ウイルス量中央値は 5.7logIU/mL（2.9〜6.8）であった。われわれの検討では、NS5A 耐性変異については 3 例が Y93H 陽性症例であった。RVR が 21 例中 18 例でウイルス陰性化が認められ、8 週では全例がウイルス陰性化となり治療終了時まで breakthrough は認められなかった。最終的に、SVR12 は、21 例中 20 例が達成し 1 例が治療終了後 4 週で relapse を認め、この症例については開始時 Asunaprevir に対する耐性変異となる aa168 番変異が治療前に認められていた。一方で NS5A Y93H 変異が治療前に認められていた 3 例、肝硬変例についても全例で SVR12 が達成された。20 例が治療完遂可能で、1 例が grade3 の肝機能障害を認

3. 透析患者におけるHCV1型治療　1）治療法

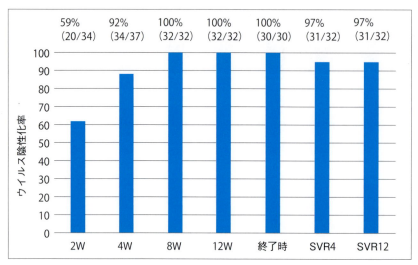

図3　ウイルス陰性化率

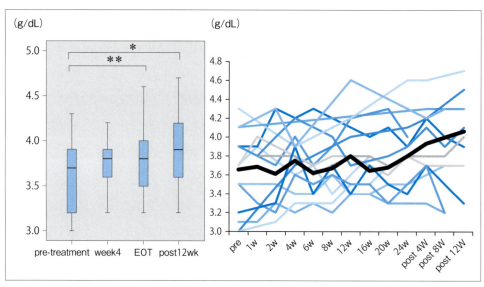

図4　治療に伴うアルブミンの推移（文献15より引用）

めたために12週で治療終了となった。この1例についても、治療中止後速やかに肝機能は正常化し、SVR12達成可能であった。現在は、症例数が32例まで増加し97％のSVR率が確認されている（図3）。また、治療に伴って肝機能の改善、さらに肝繊維化マーカーの低下が確認できた。

また血清アルブミン値は、治療早期より上昇傾向を認め終了時、SVR12の時点で有意な上昇が、確認された（図4）。

Toyodaらも同様に透析症例に対するDaclatasvir/Asunaprevir併用療法の良好な治療成績を報告した[16]。以上の結果を受けて、2016年5月に日本肝臓病学会からのC型肝炎治療ガイドラインのなかでは透析症例に対する抗HCV治療としてはDaclatasvir/Asunaprevirが推奨されていることとなった。

おわりに

透析症例においても Daclatasvir/Asunaprevir 併用療法により、安全で高い治療効果が得られるようになり、治療により肝障害、血清アルブミン値の改善も確認された。さらに、海外からの報告では透析例も含む高度腎機能障害患者におけるGrazoprevir/Elbasvir の高い安全性と効果も報告された[17]。また、つい最近、Ombitasvir, paritaprevir, ritonavir, and dasabuvir 併用療法の透析症例を含む末期腎不全患者に対する成績も報告された[18]。しかしながら、高度腎機能障害を有するゲノタイプ2型慢性C型肝炎患者や、非代償性の肝硬変症例に対する確立された治療は現時点では存在せず、更なる治療法の発展が期待される。

参考文献

1) Kidney Disease : Improving Global Outcomes : KDIGO clinical practice guidelines for the prevention, diagnosis, evaluation, and treatment of hepatitis C in chronic kidney disease. Kidney Int 109 : S1-99, 2008
2) Espinosa M, Martin-Malo A, Alvarez de Lara MA, et al : High ALT levels predict viremia in anti-HCV-positive HD patients if a modified normal range of ALT is applied. Clin Nephrol 54 : 151-156, 2000
3) Nakayama E, Akiba T, Marumo F, et al : Prognosis of anti-hepatitis C virus antibody-positive patients on regular hemodialysis therapy. J Am Soc Nephrol 11 : 1896-1902, 2000
4) Merck & Co. I. REBETOL® (ribavirin USP) capsules, for oral use : PRESCRIBING INFORMATION 2016
5) Gordon CE, Uhlig K, Lau J, et al : Interferon treatment in hemodialysis patients with chronic hepatitis C virus infection : a systematic review of the literature and meta-analysis of treatment efficacy and harms. Am J Kidney Dis 51 : 263-277, 2008
6) Fabrizi F, Dixit V, Messa P, et al : Pegylated Interferon Mono-Therapy of Chronic Hepatitis C in the Dialysis Population : Systematic Review and Meta-Analysis. Ther Apher Dial 19 : 611-621, 2015
7) Kikuchi K, Akiba T, Nitta K et al : Multicenter study of pegylated interferon alpha-2a monotherapy for hepatitis C virus-infected patients on hemodialysis : REACH study. Ther Apher Dial 18 : 603-611, 2014
8) Mizokami M, Yokosuka O, Takehara T, et al : Ledipasvir and sofosbuvir fixed-dose combination with and without ribavirin for 12 weeks in treatment-naive and previously treated Japanese patients with genotype 1 hepatitis C : an open-label, randomised, phase 3 trial. Lancet Infect Dis 15 : 645-653, 2015
9) Omata M, Nishiguchi S, Ueno Y, et al : Sofosbuvir plus ribavirin in Japanese patients with chronic genotype 2 HCV infection : an open-label, phase 3 trial. J Viral Hepat 21 : 762-768, 2014
10) Kumada H, Hayashi N, Izumi N, et al : Simeprevir (TMC435) once daily with peginterferon-alpha-2b and ribavirin in patients with genotype 1 hepatitis C virus infection : The CONCERTO-4 study. Hepatol Res 45 : 501-513, 2015

11) Poordad F, Hezode C, Trinh R, et al：ABT-450/r-ombitasvir and dasabuvir with ribavirin for hepatitis C with cirrhosis. N Engl J Med 370：1973-1982, 2014
12) Company B-MS：Sunvepra Capsules (asunaprevir) Japanese Prescribing Information. 2014
13) Company B-MS：Daklinza Tablets (daclatasvir) Japaese Prescibing Information 2014. 2014
14) Company B-MS：Sunvepra Capsules (Asunaprevir) Japanese Prescribing Information. 2014
15) Suda G, Kudo M, Nagasaka A, et al：Efficacy and safety of daclatasvir and asunaprevir combination therapy in chronic hemodialysis patients with chronic hepatitis C. J Gastroenterol 51：733-740, 2016
16) Toyoda H, Kumada T, Tada T, et al：Safety and efficacy of dual direct-acting antiviral therapy (daclatasvir and asunaprevir) for chronic hepatitis C virus genotype 1 infection in patients on hemodialysis. J Gastroenterol 51：741-747, 2016
17) Roth D, Nelson DR, Bruchfeld A, et al：Grazoprevir plus elbasvir in treatment-naive and treatment-experienced patients with hepatitis C virus genotype 1 infection and stage 4-5 chronic kidney disease (the C-SURFER study)：a combination phase 3 study. Lancet 386：1537-1545, 2015
18) Pockros PJ, Reddy KR, Mantry PS, et al：Efficacy of Direct-Acting Antiviral Combination for Patients With Hepatitis C Virus Genotype 1 Infection and Severe Renal Impairment or End-Stage Renal Disease. Gastroenterology 150：1590-1598, 2016

3. 透析患者における HCV1 型治療
2) ダクラタスビル＋アスナプレビル併用療法使用経験

熊田　卓 *Takashi Kumada*, 豊田　秀徳 *Hidenori Toyoda*, 多田　俊史 *Toshifumi Tada*
大垣市民病院消化器内科

Key Words　HCV、透析、直接作用型抗ウイルス剤、肝代謝

はじめに

C 型肝炎ウイルス（HCV）は全世界では 1 億 7 千万人を超える患者に感染しており、進行すると肝硬変・肝細胞癌の原因となることが知られている[1]。近年、C 型肝炎の治療は副作用の少ない経口の直接作用型抗ウイルス剤（direct-acting antiviral agents：DAAs）の出現で、ほぼ全例でウイルスの駆除（sustained virological response：SVR）が得られるようになってきた[2]。

一方、HCV 感染の頻度は、透析を受けている end-stage renal disease（ESRD）患者では極めて高いことも知られている[3]。HCV 感染のある透析患者の予後は明らかに不良なため抗ウイルス療法を行うことが推奨されていた[4]。一方、HCV 感染者は腎移植後の死亡率および生着不全を生じることが多く、移植前でのウイルスの除去が望まれていた[5]。しかし、従来のインターフェロン（IFN）をベースとした治療は、副作用も強く、併用するリバビリン（RBV）は腎代謝であり使用しにくく、SVR 率もそれ程高くはなかった。このため多くの透析患者の抗ウイルス療法は積極的には行われておらず、一部の条件の良い症例で行われているのみであった。しかし、肝代謝の DAAs の使用が可能となり、HCV 感染の透析患者をめぐる治療環境は一変した。

本稿では、透析患者に対する抗ウイルス療法の成績を中心に述べる。なお、肝代謝の DAAs である daclatasvir（DCV：NS5A 阻害剤）[6] と asunaprevir（ASV：nonstructural protein ［NS］3 阻害剤）[7] を使用する限り、透析に至っていない慢性腎臓病（Chronic Kidney Disease：CKD）患者に対する対応も同様で、通常投与で良い。

I. 対象および方法

対象は 2014 年 12 月から 2015 年 1 月までに香川県立中央病院、済生会新潟第二病院、手稲渓仁会病院、山王病院、名古屋市立大学病院および大垣市民病院において DCV と ASV の併用療法を受けた遺伝子型 1B の透析 C 型肝炎患者 29 症例である。コントロールとして同時期に大垣市民病院で DCV と ASV の併用療法を受け、腎障害を認めなかった遺伝子型 1B の C 型肝炎患者 193 例を使用した（UMIN 000017023）[8]。NS5A 変異の症例は含まれていない。これらの透析例、非透析例を年齢、性、肝硬変の有無で傾向スコア法を用いてマッチングを行ったところ透析例 28 例、非透析例 56 例が選択された。

これらの患者に対して標準量の DCV 60mg 1 回／日、ASV 100mg 2 回／日を 24 週のスケジュールで投与した。透析患者 18 例、非透析患者 55 例では、治療開始後 24 時間後の血中 HCV RNA を測定した、血清サンプルは透析の影響を最小限と

3. 透析患者におけるHCV1型治療　2) ダクラタスビル＋アスナプレビル併用療法使用経験

表1　患者背景（文献8より引用改変）

	透析例 (n=28)	非透析例 (n=56)	p値
年齢（歳）	65.5±9.5	65.9±11.6	0.6314
性（男/女）	16 (57.1)/12 (42.9)	29 (51.8)/27 (48.2)	0.6422
ESRDの成因 （糖尿病性腎症/慢性腎炎/多発性嚢胞腎）	12 (42.9)/14 (50.0)/2 (7.1)	―	
肝硬変（無し/有り）	17 (60.7)/11 (39.3)	34 (60.7)/22 (39.3)	1.0000
血色素（g/dL）	11.8±1.1	13.7±1.6	<0.0001
血小板（×10^3/μL）	148±51	146±67	0.5853
血清クレアチニン（mg/dL）	7.16±1.90	0.73±0.40	<0.0001
eGFR（mL/min/1.73m^2）	6.9±2.4	80.9±24.5	<0.0001
アラニンアミノトランスフェラーゼ（ALT、IU/L）	19.1±9.5	54.4±37.3	<0.0001
血中HCV RNAレベル（Log$_{10}$IU/mL）	5.89±0.91	6.01±0.60	0.9507
NS3の変異（D168E）（野生型/変異型）	27 (100.0)/0 (0.0)	54 (98.2)/1 (1.8)	0.4828
IL28B polymorphisms (rs8099917) (TT/TG or GG)	23 (82.1)/5 (17.9)	42 (75.1)/14 (25.0)	0.4607

ESRD：end-stage renal disease, eGFR：estimated glomerular filtration rate, HCV：hepatitis C virus, IL28B：interleukin 28B

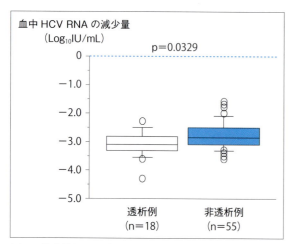

図1　治療開始24時間後の血中HCV RNAの減少量（文献8より引用改変）

するため透析前に採血した。

　DCVとASVの併用療法の副作用である薬剤性肝障害に関しては、アラニンアミノトランスフェラーゼ（ALT）が基準値上限（40IU/L）の1.5以上を肝障害とし、5倍以上が2回以上続くと中止を考慮した。透析患者では報告に従い半分の値

（2.5倍）で評価した。

II. 成績

1. 背景因子

　年齢、性、肝硬変の有無を傾向スコア法でマッチさせた患者背景を表1に示す。年齢、性、肝硬変の有無血小板、血中HCV RNAレベル、NS3の変異、IL28B polymorphismsにも差を認めていなかった。血色素およびALTは透析例で有意に低値を示した（p＜0.0001）。

2. 24時間後の血中HCV RNA減少量

　24時間後の血中のHCV RNAの減少量を見たものが図1である。透析例では減少の中央値が3.1（2.3～4.3）Log$_{10}$IU/mL、これに対して非透析例では減少の中央値が2.8（1.6～3.6）Log$_{10}$IU/mLであり、透析例での減少量が有意に高値であった

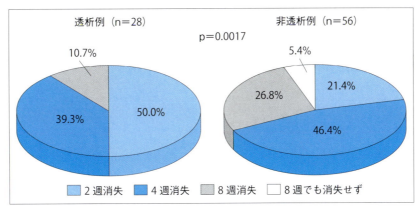

図2 血中 HCV RNA の消失時期

（p＝0.0329）。

3. 血中 HCV RNA の消失時期（図2）

血中の HCV RNA の消失時期は、透析例は2週が50.0％、4週が83.9％と8週以内で全例未検出となった。これに対し、非透析例では2週が21.4％、4週が67.8％低値で、8週超まで5.4％が陽性であった。透析例は非透析例に比して有意に早期に血中 HCV RNA は消失した（p＝0.0017）。

4. 血中 HCV RNA の推移

図3は血中 HCV RNA の消失時期の推移を見たものである。DAAs 投与開始後2週と4週目での消失率は透析例で高いが、8週を過ぎるとほぼ同等で終了時では透析例100.0％、非透析例では96.4％でウイルスは消失していた。したがって透析例では投与終了後12週の SVR12 は100.0％、非透析例で94.6％と両群に差は認めなかった。

5. 投与中の ALT の変化

治療開始後、2週以内に透析例では96.4％が、非透析例では87.5％が基準値以下（≦35IU/L）となった（図4）。投与中に、透析例では6例

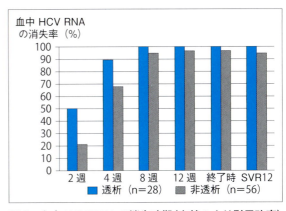

図3 血中 HCV RNA の消失時期（文献8より引用改変）

21.4％に肝障害（＞30IU/L）を、非透析例では15例26.8％に肝障害（＞60IU/L）を認めた。透析例では1例が12週で ALT 184IU/L を示し、非透析例では3例が8週に ALT 219、231、608IU/L を示し投与が中止された。DAAs 中止後、ALT は速やかに正常化し、全例で SVR12 を達成した。

他の副作用で中止した症例は認めず、透析例と非透析例で差は認めなかった。非透析例で1例ブレークスルーを生じ、投与が中止された。

Ⅲ．考案

今回のわれわれの透析例での検討では全例にSVR12 が得られ、副作用も非透析例と変わらず極めて有効で安全な方法と言える。24時間後のウ

3. 透析患者におけるHCV 1型治療　2）ダクラタスビル＋アスナプレビル併用療法使用経験

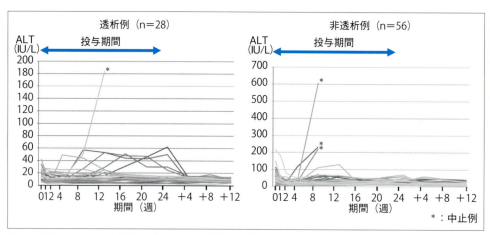

図4　投与中のALTの変化（文献8より引用改変）

イルスの減少も3.1Log$_{10}$IU/mLで、4週では90％近くが陰性化した。この減少はpeginterferonとribavirinを透析患者に使用した場合の4週間で20〜50％と比較すると極めて高いと考えられる[9)10)]。しかもinterferonをベースとした治療に比して副作用も少なく患者にとっては受け入れられやすい治療と考えられる。

　近年、透析患者にDCVとASVを使用したわれわれと同様の報告が多数、発表されてきている。Sudaらは21例の透析患者に投与し、20例95.5％にSVRが得られたと報告している[11)]。再燃した1例はNS3のD168Eの変異を認めた。NS5A変異のY93Hを有していた3例ではいずれもSVRが得られている。1例が12週にALTが基準値上限の10倍近い値を示し中止となったがSVR12が得られている。非透析例と比べとくに新しい副作用は認めていない。Kawakamiらも18例の透析患者に投与し18例全例でSVR12を認めている[12)]。われわれと同様にNS5A変異は除かれている。対象として腎機能正常の54例と比較されているが、われわれと同様に透析例でウイルスの減少が早く、反応も良い。副作用も非透析例と変わらず変わらない。Miyazakiら[13)]も10例の透析患者に投与し全例でSVR12を得ている。NS5A変異L31Mのある2例が含まれているが、速やかにウイルスは全例で消失し、2例に下痢、1例に嘔気を認めたが対応可能であったと報告している。われわれの報告を含めた4つの報告で共通していることは、①血中HCV RNAの消失が速やかであること、②SVR率が高いこと、③新しい副作用は認めないこと、④これは異論があるかもしれないが2つの報告ではNS5A変異例でもSVRが得られていること（合計5例）である。

　透析患者にHCV感染が合併すると予後が悪化することはよく知られている。Nakayamaらの報告では、透析HCV患者276例と透析非HCV患者1,194例の予後を比較すると、後者が有意に良好で、ハザード比は透析HCV患者で透析非HCV患者に比して1.57倍（95％信頼区間1.23-2.00）であったと報告している[14)]。一方、Ohsawaらの岩手県での透析患者でHCV感染の有無による予後を検討した報告では、透析HCV患者の全死亡率は透析非HCV患者に比し明らかに不良で、死亡率は肝疾患のみならず心血管系でも増加して

いると報告している[15]。このように近年ではHCV感染は肝疾患に関連した死亡を増加させるにとどまらず、非肝疾患関連死を増加させることが明らかとなった。したがって透析例でのHCV感染者は、肝障害の有無にかかわらず積極的に抗ウイルス療法を行うべきと考えられる。

最後に

HCV感染を伴った透析患者の治療成績について報告した。腎代謝であるASVとDCVの併用投与は遺伝子型1Bの患者では極めて有効で安全に行えるものと考える。

参考文献

1) Mohd Hanafiah K, Groeger J, Flaxman AD, et al：Global epidemiology of hepatitis C virus infection：new estimates of age-specific antibody to HCV seroprevalence. Hepatology 57：1333-1342, 2013

2) Kumada H, Suzuki Y, Ikeda K, et al：Daclatasvir plus asunaprevir for chronic HCV genotype 1b infection. Hepatology 59：2083-2091, 2014

3) Fissell RB, Bragg-Gresham JL, Woods JD, et al：Patterns of hepatitis C prevalence and seroconversion in hemodialysis units from three continents：the DOPPS. Kidney Int 65：2335-2342, 2004

4) 社団法人日本透析医学会：透析患者のC型ウイルス肝炎治療ガイドライン．透析会誌 44：481-531，2011

5) Fabrizi F, Martin P, Dixit V, et al：Hepatitis C virus antibody status and survival after renal transplantation：meta-analysis of observational studies. Am J Transplant 5：1452-1461, 2005

6) Garimella T, Wang R, Luo WL, et al：Single-dose pharmacokinetics and safety of daclatasvir in subjects with renal function impairment. Antivir Ther 20：535-543, 2015

7) Garimella T, He B, Luo WL, et al：Asunaprevir pharmacokinetics and safety in subjects with impaired renal function. Hepatology 58：430A, 2013

8) Toyoda H, Kumada T, Tada T, et al：Safety and efficacy of dual direct-acting antiviral therapy（daclatasvir and asunaprevir）for chronic hepatitis C virus genotype 1 infection in patients on hemodialysis. J Gastroenterol 51：741-747, 2016

9) Liu CH, Liu CJ, Huang CF, et al：Pegylated interferon-a2a with or without low-dose ribavirin for treatment-naïve patients with hepatitis C virus genotype 1 receiving hemodialysis：A randomized trial. Ann Intern Med 159：729-738, 2013

10) Deltenre P, Moreno C, Tran A, et al：Antiviral therapy in haemodialysed HCV patients：efficacy, tolerance and treatment strategy. Aliment Pharmacol Ther 34：454-461, 2011

11) Suda G, Kudo M, Nagasaka A, et al：Efficacy and safety of daclatasvir and asunaprevir combination therapy in chronic hemodialysis patients with chronic hepatitis C. J Gastroenterol 51：733-740, 2016

12) Kawakami Y, Imamura M, Ikeda H, et al：

Pharmacokinetics, efficacy and safety of daclatasvir plus asunaprevir in dialysis patients with chronic hepatitis C : pilot study. J Viral Hepat 23 : 850-856, 2016

13) Miyazaki R, Miyagi K : Effect and Safety of Daclatasvir-Asunaprevir Combination Therapy for Chronic Hepatitis C Virus Genotype 1b -Infected Patients on Hemodialysis. Ther Apher Dial 20 : 462-467, 2016

14) Nakayama E, Akiba T, Marumo F, et al : Prognosis of anti-hepatitis C virus antibody-positive patients on regular hemodialysis therapy. J Am Soc Nephrol 11 : 1896-1902, 2000

15) Ohsawa M, Kato K, Tanno K, et al : Seropositivity for anti-HCV core antigen is independently associated with increased all-cause, cardiovascular, and liver disease-related mortality in hemodialysis patients. J Epidemiol 21 : 491-499, 2011

3. 透析患者における HCV1 型治療
3）ダクラタスビル＋アスナプレビル併用療法使用経験
薬物動態からみた有効性および安全性について

川上　由育[*1]　Yoshiiku Kawakami，茶山　一彰[*2]　Kazuaki Chayama
*1広島大学病院総合医療研究推進センター，*2広島大学大学院医歯薬保健学研究院消化器・代謝内科学

Key Words　透析、血中濃度、ダクラタスビル、アスナプレビル

はじめに

2011 年「透析患者のC型ウイルス肝炎治療ガイドライン」が作成されるまで、透析患者における抗 HCV 治療の実施率は 2％程度であったが、ガイドライン作成後は積極的に実施されるようになってきた。しかし透析患者ではリバビリンが透析で除去できないため血中濃度が上昇し副作用が増強されることから使用禁忌となっている。そこで治療の主体はインターフェロン単独治療が実施されてきたが、Genotype 2 型あるいは低ウイルス量の場合ではある程度有効性は高いが、Genotype 1 型かつ高ウイルス量の場合においての有効率は低かった。とくに、インターフェロンの効果が期待できない症例（IL28B 遺伝子マイナー）ではウイルスを排除（sustained virological response：SVR）することは難しい。

2014 年、Genotype 1 型かつ高ウイルス量のC型慢性肝疾患に対し海外に先駆けて IFN free となる経口 DAA 剤（direct acting antiviral）であるダクラタスビル＋アスナプレビルが認可された。ダクラタスビル＋アスナプレビルは前治療歴なしの場合 SVR 87.4％、前治療無効の場合でも SVR 80.5％と有効性に優れ、主な副作用は鼻炎と肝酵素上昇で中止率は 6％と低率で非常に忍容性に優れている[1]。両剤ともに肝代謝のため肝予備能低下例（肝硬変の child 分類 B と C）は禁忌であるが、腎障害については禁忌となっていない。また海外のデータではあるが透析患者における各薬剤の薬物動態の検討はなされており、ダクラタスビルの AUC は正常腎機能患者に比べ 26.9％高く、アスナプレビルの AUC は正常腎機能患者に比べ 10.1％低いことがわかっている。しかしながら、日本人での透析患者における検討はなされておらず、さらに両剤併用での薬物動態の検討は海外においても実施されていない。本稿では、透析患者のC型慢性肝疾患患者を対象として、ダクラタスビル＋アスナプレビルを併用した場合の薬物動態と有効性および安全性を評価した結果[2]について記載する。

I. 試験デザイン（図 1）

試験は、中央登録方式による多施設共同（広島大学、土谷総合病院、広島赤十字・原爆病院、尾道総合病院、聖マリアンナ医科大学病院）、オープンラベル、単群のパイロット研究として実施した。ダクラタスビル、アスナプレビルは腎機能正常者と用法・用量ともに同様で開始した。ダクラタスビル、アスナプレビルそれぞれの薬物動態を測定するため、投与 1 週目の透析日に 6 ポイント（服薬直前、服薬 1、2、3、4、6 時間後）採血を

3. 透析患者におけるHCV1型治療 3）ダクラタスビル＋アスナプレビル併用療法使用経験 薬物動態からみた有効性および安全性について

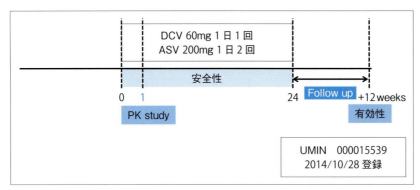

図1 試験デザイン

表1 患者背景（文献2より引用）

	透析 n＝18	PK（対照） n＝3	有効性・安全性（対照） n＝54
男性／女性	14/4	0/3	42/12
年齢（歳）	68（47〜82）	80（62〜81）	67（48〜83）
透析期間（年）	5.0（1.0〜33.0）	—	—
透析病因（DM/慢性腎炎/他）	8/7/3	—	—
慢性肝炎／肝硬変	15/3	2/1	45/9
WBC（/mm³）	4,600（2,800〜9,500）	4,440（4,170〜5,950）	4,700（2,520〜8,140）
Hb（g/dL）	12（7.9〜15.3）	13.1（10.5〜14.7）	13.5（8.4〜16.4）
PLT（×10⁴/μL）	16（9.0〜47.0）	12.2（8.9〜14.4）	15.3（5.3〜31.3）
ALT（IU/L）	16（9〜47）	41（37〜46）	41（12〜101）
T-Bil（mg/dL）	0.4（0.2〜1.0）	0.5（0.4〜1.2）	0.7（0.3〜1.9）
Alb（g/dL）	3.9（3.0〜4.5）	3.9（3.5〜4.6）	4.1（2.9〜4.9）
HCV-RNA（Log₁₀IU/mL）	6.0（4.0〜7.0）	5.4（5.3〜6.9）	6.0（2.0〜8.0）
eGFR（mL/min/1.73m²）	5.9（3.9〜8.5）	73（65〜83）	73（51〜128）
AFP（ng/mL）	2.35（1.3〜6.5）	12.4（5.3〜13.1）	4.55（1.5〜343）
併用薬剤数	10（7〜17）	4（3〜12）	6（0〜15）

実施した。採血は服薬6時間後以外すべて透析中に透析ルート（アクセスポート）より採取し患者さんの負担とならないように行った。

また、薬物動態を比較するため、3人の腎機能正常者において投与1週目に6ポイントの採血を実施した。

Ⅱ．対象と患者背景（表1）

Genotype 1b、20歳以上、肝癌なし、肝硬変の場合はChild-Pugh Aのみ、NS5A耐性のない最低5年以上生存が見込める透析患者を被験者とした。

薬物動態の比較は、薬物動態臨床試験に同意の得られた3人の腎機能正常者を対照とした。

有効性および安全性の比較対照は、薬物動態試験を実施したのと同時期にダクラタスビル、アスナプレビル治療を行った腎機能正常C型慢性肝疾患患者のなかから年齢、性、肝硬変の有無の3因子をPropensity scoreを用いて1：3にマッチ

表2 薬物動態試験患者併用薬一覧

	循環器系						代謝系								腎泌尿器系					消化器系	神経系	
	Ca拮抗薬	ARB	ACE阻害薬	α遮断薬	αβ遮断薬	中枢性交感神経抑制薬	β遮断薬	DPP4阻害薬	速効型インスリン分泌促進薬	SU	αGI	インスリン	尿酸生成抑制薬	多価不飽和脂肪酸	HMG-CoA還元酵素阻害剤	掻痒症治療薬	高リン血症治療薬	高K血症治療薬	Ca受容体作動薬	ビタミンD	抗血栓薬	PPI	非ベンゾジアゼピン系	ベンゾジアゼピン系
HD1	●	●										●	●							●	●	●		
HD2	●	●				●							●				●					●		
HD3																	●			●		●	●	
HD4	●	●			●			●					●				●					●		
HD5															●		●			●		●	●	
HD6	●			●	●								●				●			●				
HD7	●	●	●		●			●					●											
HD8					●												●					●		
HD9					●												●					●		
HD10	●																				●			●
HD11																	●		●		●			
HD12				●									●									●		
HD13		●		●						●	●						●					●		
HD14	●																●			●		●		
HD15																	●					●		
HD16		●	●	●	●			●		●						●			●					
HD17	●					●				●							●				●	●		
HD18		●			●														●	●	●			
対照1	●																							●
対照2	●											●		●							●			●
対照3								●	●															

させ抽出した。

III. 併用薬（表2）

薬物動態試験を実施した患者の併用薬（中央値）は、透析患者は10種類、腎機能正常者は6種類と透析患者では内服している薬剤を多く認めた。また、透析患者においては高血圧に対する薬剤は作用機序の異なる数種類の薬剤を多くの患者で処方されていた。

さらに、高リン血症、高K血症、高尿酸血症といった腎疾患特有の病態に対する薬剤が処方されていた。DAA治療を実施する場合、薬剤相互のため併用禁忌や注意薬剤が非常に多いため注意が必要である。ダクラタスビル、アスナプレビル治療においては、透析患者に通常投与されている薬剤はとくに問題なく治療実施することが可能で

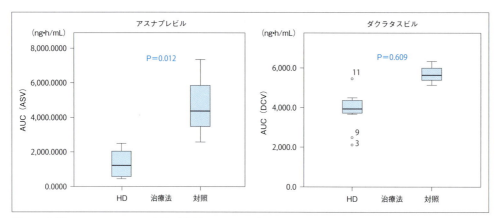

図2　両剤におけるAUCの比較（文献2より引用）

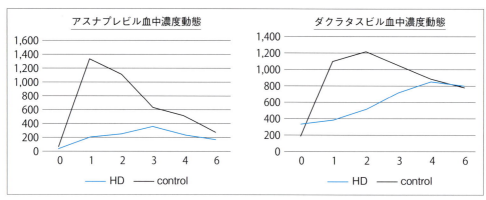

図3　両剤における血中濃度動態の比較

Ⅳ．薬物動態

測定法：ノンコンパートメントモデル解析を用いてダクラタスビルおよびアスナプレビルの薬物パラメータ（AUC、Ctrough）を算出した。

結果：透析患者では腎機能正常者に比べ、両剤ともAUCが低値であり（図2）Tmaxの遅延を認めた（図3）。また、動態においては透析患者では両剤ともに緩やかに血中濃度が上昇し緩やかに消失していた（図3）。Trough値はアスナプレビルでは透析患者も腎機能正常者も同程度であったが、ダクラタスビルでは透析患者の方が高値であった（図3）。肝硬変患者は透析患者および腎機能正常者ともに慢性肝炎患者よりもAUCは高値であった（図4）。

Ⅴ．有効性について

HCVの早期ウイルス動態は腎機能正常者に比べ、透析患者の方が良好であった（図5）。SVRは透析患者100％、腎機能正常者96.2％と有意差は認めなかった。透析患者の開始ALT値は腎機能正常者より低値ではあるが、ウイルス排除に伴いさらに低値となった（図6）。

Ⅵ．安全性について

透析患者、腎機能正常者ともに主な有害事象は、肝機能障害、倦怠感、発熱であった。肝機能障害

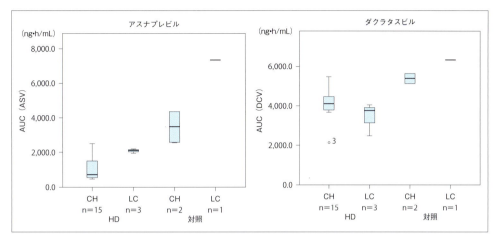

図4 肝進展度別 両剤におけるAUCの比較（文献2より引用）

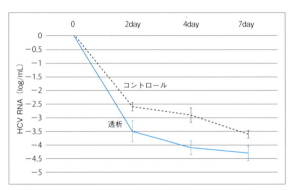

図5 早期ウイルス動態の比較（文献2より引用）

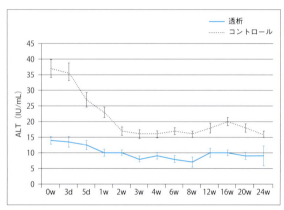

図6 治療中におけるALTの推移（肝障害なしの患者）（文献2より引用）

においては、腎機能正常者が31％であったのに対し、透析患者では16.6％と低率であった（表3）。腎機能正常者のALT値の最大値は226IU/Lで、ALTが原因で1例中止したが、透析患者の最大値は82IU/Lで中止例は認めなかった（図7）。透析患者に特有な有害事象としては下痢を11.1％に認めた。透析患者において重篤な有害事象を1例に認めたが、転倒による頸椎損傷から頸椎炎を発症した症例で薬剤との因果関係は主治医より否定されている。また、本症例は治療中断なく完遂できSVRとなった。

Ⅶ．考察

DAAが発売されるまで透析患者においては、リバビリンが使用できないことよりGenotype 1型かつ高ウイルス量のC型慢性肝疾患に対しての治療は限定的（インターフェロン単独）であったためSVRは数％であった。しかしダクラタスビル＋アスナプレビルを透析患者に実施したところ有効性、安全性ともに腎機能正常者と同等かそれ以上の成績であった。とくに、HCVの早期ウイルス動態は腎機能正常者に比べ、透析患者の方が良好であったことは非常に興味深い結果であった。理由としては、①透析によるウイルスの除去

3. 透析患者におけるHCV1型治療 3）ダクラタスビル＋アスナプレビル併用療法使用経験 薬物動態からみた有効性および安全性について

表3 有害事象のまとめ（文献2より引用）

症状	透析 n=18	PK（対照） n=3	有効性・安全性（対照） n=54
肝機能障害	3 (16.6%)	1 (33%)	17 (31%)
倦怠感	1 (5.6%)	1 (33%)	5 (9.2%)
発熱	1 (5.6%)	0	4 (7.4%)
鼻炎	0	1 (33%)	6 (11.1%)
頭痛	0	0	6 (11.1%)
下痢	2 (11.1%)	0	0
転倒（頚椎炎）	1 (5.6%)	0	0

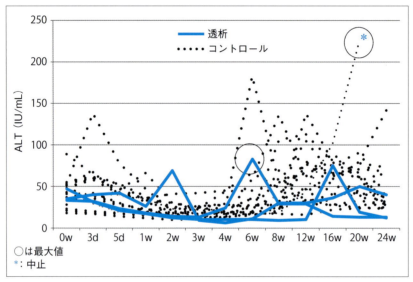

図7 治療中におけるALTの推移（肝障害ありの患者）（文献2より引用）

(ref)、②ダクラタスビルの Trough 高値による抗ウイルス効果増強、③両剤ともに緩やかに血中濃度が上昇することによる持続性の抗ウイルス効果の3点が考えられる。さらに、安全性においては、肝障害が低率であった。理由としては、アスナプレビルの AUC や Cmax が低値であることが考えられる。

透析患者の薬剤動態において、薬剤の血中濃度は低値であった。原因としては、腸管浮腫による薬剤吸収の低下や透析膜による除去が考えられる。

また、透析患者では併用薬剤が多く、高リン血症、高K血症、高尿酸血症などの腎泌尿器系薬剤および α blocker、α β blocker、中枢性交感神経抑制剤などの降圧剤といった透析患者特有の薬剤が使用されていることからこれらの薬剤相互作用による可能性は否定できない。

今後、数種類の DAA が発売される予定であるので、透析患者に対しての治療は腎排泄でない DAA のなかから患者の併用薬や状態およびウイルスの耐性に応じた薬剤の選択が必要である。

まとめ

Genotype 1型（NS5A耐性なし）のC型慢性肝疾患に対する透析患者の治療法としてはダクラタスビル＋アスナプレビル併用は安全に実施でき有効性も高い治療法となりえる。

参考文献

1) Kumada H, Suzuki Y, Ikeda K, et al：Daclatasvir plus asunaprevir for chronic HCV genotype 1b infection. Hepatology 59：2083-2091, 2014
2) Kawakami Y, Imamura M, Ikeda H, et al：Pharmacokinetics, efficacy and safety of daclatasvir plus asunaprevir in dialysis patients with chronic hepatitis C：pilot study. J Viral Hepat 23：850-856, 2016

3. 透析患者におけるHCV1型治療
4）ダクラタスビル＋アスナプレビル併用療法使用経験

宮崎 良一 *Ryoichi Miyazaki*, 宮城 恭子 *Kyoko Miyagi*, 川村 里佳 *Rika Kawamura*

藤田記念病院内科

Key Words 血液透析患者、HCV1型治療、ダクラタスビル＋アスナプレビル併用療法

はじめに

血液透析患者では一般住民と比しHCV抗体陽性率が高値であることが知られている[1,2]。このHCV持続感染は、肝臓関連疾患（肝不全、肝硬変症に伴う消化管出血・悪液質、肝細胞癌）により死亡率を高めるだけでなく、心血管系合併症による生存率の低下を招いている[3〜5]。またその持続感染は針刺し事故、透析のベット間での感染の伝播などの病院感染対策上も問題となっている。従来血液透析患者HCV感染に対してはPEG-INF（Polyethyleneglyco-Interferon）単独療法[6,7]が行われていたが、近年IFNを使用しないDAA（direct acting antivirals）が登場し、血液透析患者でもその有用性が報告されている。今回われわれは、HCV1型血液透析患者に対しダクラタスビル＋アスナプレビル（DCV＋ASV）併用療法を行い極めて良好な結果を得たので報告する。

I. 対象・方法

1. 対象

当院の血液透析患者234人に対し血算、肝機能検査、HCV抗体、HCV-RNA、RNA陽性者はゲノタイプを測定、またDAA投与予定者はNS5A領域のHCV薬剤耐性遺伝子変異を調べた。HCV-RNA陽性でゲノタイプ1型の18人に対し下記の治療を行った。18人の背景と治療開始前の臨床検査を表1と表2に示した。年齢は69.3±5.1歳と高齢者が多かった。男女比は13：5と当院の血液透析患者の男女比156：78に比しやや対象患者は男性が多いという結果であった。透析歴は1〜472ヵ月であった。検査成績では、HCV-RNAのウイルス量は4.5±0.7Log_{10} IU/mLで5以上を高値とすると高値例は4/18例であった。血小板数は15.2±5.7万/μLで10万以下は3/18例でこの3例が肝硬変症であるとすると、いずれも脳症と腹水貯留は認めずChild-Pugh分類のA分類であった。総Bilirubin値は全例正常値であった。血清Alb値は3.6±0.3g/dLで3.5g/dL以下は7/18例で透析患者は肝疾患以外でも血清Alb低値を示す症例があることが確認された。PT値はワーファリンコントロール例以外で異常値を示す症例はなかった。

2. 方法

ゲノタイプ1b型症例に対しダクラタスビル＋アスナプレビル併用治療を開始した。

治療前にNS5領域の薬剤耐性変異（L31、Y93）を検索した。DCV＋ASV投与前には文章で、現時点での血液透析患者への本剤投与のデータがないこと、期待される効果と副作用に関して説明の上同意を得てから治療を開始した。全例DCV 60mg/日とASV 200mg/日を24週経口投与した。

表1　対象の年齢、性、透析歴、原疾患

症例	年齢（歳）	性	透析歴（月）	原疾患
1	74	男	465	慢性球体腎炎
2	64	男	208	慢性球体腎炎
3	62	女	391	慢性球体腎炎
4	73	女	384	不明
5	59	男	371	IgA 腎症
6	66	男	242	1 型糖尿病
7	70	女	102	慢性糸球体腎炎
8	78	男	21	2 型糖尿病
9	70	男	10	2 型糖尿病
10	63	男	2	2 型糖尿病
11	66	男	472	慢性糸球体腎炎
12	69	男	220	2 型糖尿病
13	72	女	102	2 型糖尿病
14	76	男	43	慢性糸球体腎炎
15	72	男	2	2 型糖尿病
16	75	男	76	慢性糸球体腎炎
17	72	女	12	2 型糖尿病
18	67	男	1	慢性糸球体腎炎

表2　治療前の基礎データ

症例	HCV Genotype	HCV-RNA 量 (Log_{10}/mL)	血小板数 ($10^4/\mu L$)	Bilirubin 値 (mg/dL)	血清 Alb 値 (g/dL)	PT (INR)
1	1b	5.2	15.4	0.29	3.4	ワーファリン内服中
2	1b	4.2	13.7	0.44	3.8	1.16
3	1b	5.4	15.6	0.53	3.8	1.09
4	1b	6.1	9.2	0.24	3.4	0.99
5	1b	4.8	21.0	0.20	3.2	ワーファリン内服中
6	1b	2.9	15.1	0.34	3.8	0.96
7	1b	5.8	18.8	0.40	3.8	1.02
8	1b	5.5	7.5	0.43	3.0	1.09
9	1b	4.6	8.9	0.51	3.7	1.19
10	1b	3.9	10.9	0.63	3.8	1.28
11	1b	4.5	11.3	0.42	3.4	1.08
12	1b	4.9	15.4	0.45	3.3	0.88
13	1b	6.0	29.4	0.44	3.6	1.12
14	1b	5.4	11.4	0.49	3.8	1.12
15	1b	4.1	27.0	0.33	2.9	0.89
16	1b	3.6	13.3	0.38	3.8	0.96
17	1b	6.3	14.8	0.50	4.2	1.16
18	1b	5.2	14.4	0.38	3.6	0.95

ただし1例は副作用のため4週で投与を中止し、他の1例は9週目より breakthrough をきたし、同2剤を中止し、その後 ombitasvir（OBV）25 mg/ 日と paritaprevir（PTV）150mg/ 日と rito-navir（r）100mg/ 日の配合剤を 12 週投与した。

II．結果

DCV＋ASV による治療は当初 IFN 治療が成功しなかった例もしくは IFN 治療が適さない症例に限られていたため、本治療を行う前に9例に対し IFN 治療を行ったが、7例は発熱で2例は HCV-RNA 量の低下を認めず IFN を中止した。また薬

3. 透析患者におけるHCV 1型治療　4）ダクラタスビル＋アスナプレビル併用療法使用経験

表3　IFN治療歴とHCV薬剤耐性変異

IFN治療歴

症例	IFN治療歴	投与回数	効果	副作用
9	他院で投与	不明	なし	不明
2、3、4、8、10	β 330万単位	1回	不明	高熱
5	β 330万単位	2回	不明	微熱
1、7	β 330万単位	9回	なし	なし
11、12、13、14、15、16、17、18	なし	0回	—	—

HCV薬剤耐性変異

症例	L31変異	Y93変異
2、4、14	あり	なし
1、3、5、6、7、8、9、10、11、12、13、14、15、16、17、18	なし	なし

IFN：インターフェロン

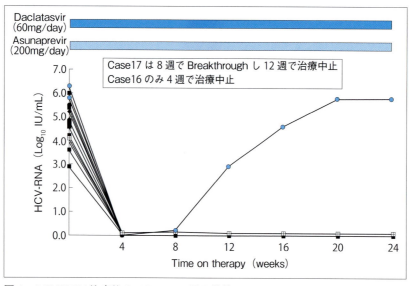

図1　DCV/ASV治療後のHCV-RNA量の推移

剤耐性変異に関しては、L31変異を3症例に認めたがY93変異を示す症例はなかった（表3）。DCV＋ASV投与後全例4週目でHCV-RNAは検出されなくなり、L31変異を有する3症例を含め、18例中17例がSVR12に達した（図1）。DCV＋ASV投与8週目にbreakthroughした1症例（症例17）は、L31、Y93、D168変異がないことを確認後、OBV/TTV/r配合剤投与に切り替えその後SVR12に達した。Breakthroughをきたした症例は軽度認識障害を有する患者さんで家族の聞き取りなどから、DCV＋ASV以外の内服薬の遵守があやしい症例であり、このことがbreakthroughの原因と考えられた。HCV感染血液透析患者は高齢者が多く、今後このような観点からの注意も必要である。SVR12に達した後3症例（症例4、7、8）が死亡した。症例4は非閉塞性腸管

表4 DCV/ASVの有害事象

症例	事象	発生時期	因果関係	転帰
1	発作性心房細動	14週目	なし	治癒
2、8	下痢	1週目	あり	治癒
7	嘔気	8週目	あり	改善
8	肺炎	8週目	なし	治癒
10	発熱/肺炎	12週目	なし	治癒
3、4、5、6、9、11、14	なし	—	—	—
12	肝細胞癌	9週目	なし	TACE治療実施
13	左大腿骨頸部骨折	8週目	なし	治癒
15	肝障害	6週目	あり	治癒
15	貧血の進行	9週目	なし	軽快
15	脳出血	18週目	なし	軽快
16	高度の食思不振	直後	あり	薬剤中止で治癒

TACE：肝動脈化学塞栓療法

動脈狭窄症で、症例7は大動脈弁狭窄症に対する大動脈弁置換術後の低心機能で死亡した。症例8は悪液質から肝不全となり死亡。またDCV＋ASV投与中の有害事象は9/18例に認めたが、それによる中止は1例のみであった（症例16）。症例1は本剤内服前より認めていた発作性心房細動を認めた。症例2、8は一過性の下痢、症例7は嘔気を認めたがいずれも対症療法で改善した。症例8と10は肺炎に罹患し入院加療をした。症例12は治療9週目に腹部CT検査で肝細胞癌を認めたが、治療終了後に基幹病院にてTAE治療を受けた。症例13は左大腿骨転子部骨折で骨接合術を受けた。症例15は肝障害を認め、肝庇護剤投与で改善したがその後脳出血に罹患した。症例16は高度な食思不振で投与4週目で内服を中止した。以上DCV＋ASV投与と関連したと考えられる有害事象は5症例であり、この内重篤で投与中止に至ったものは症例16の高度の食思不振のみであった（表4）。また2009年以降、DAA治療をした症例を含め死亡したHCV感染血液透析患者は13例であり、その死因は肝不全が1人、肝細胞癌が3人、甲状腺癌が1人、心血管系疾患が6人、敗血症が2人であった。

以上当院ではPEG-IFNとDAAによる治療により当院ではHCV-RNA陽性の血液透析患者は2016年5月の時点でゼロとなりHCV感染は撲滅された（図2）。

Ⅲ．考察

HCV感染は血液透析患者で多く、一般住民でのHCV抗体陽性率が1～2％であるのに対し約9.8％（内HCVコア抗原陽性率は6.5％）と高値を示すことが報告されている[1,8]。これは献血のHCVスクリーニングされていないESA製剤登場前の血液透析患者への輸血が主因と考えるが、透析歴が長くなるに従いHCV抗体陽性率が高率となることより一部に病院感染があると考えられ[1,9]、HCV抗体陽性者は病院感染上注意すべき患者群である。また極めて少ないが針刺し事故によるHCV感染も報告されている[10]。またHCV感染

3. 透析患者におけるHCV1型治療　4) ダクラタスビル＋アスナプレビル併用療法使用経験

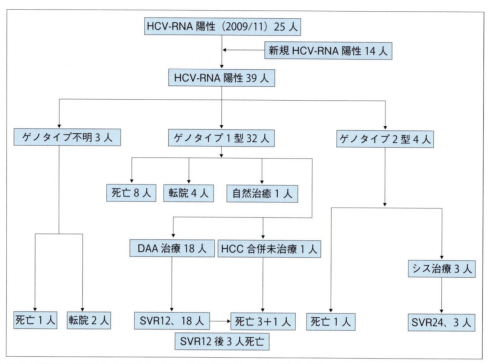

図2　当院の2016年5月時点での血液透析患者HCV感染治療状況

患者は腎障害をきたしやすく、その感染は血液透析へ移行する独立した危険因子と考えられている[11)12)]。わが国のガイドラインではHCV感染患者はベッドを固定することが義務づけされており[13)]、透析ベッド管理上も問題となっている。またHCV抗体陽性の血液透析患者は予後不良で[14)]、肝臓関連疾患での死亡が多いことがわかっており[8)12)]、さらに心血管系合併症での死亡も多いことが多数報告されている[3)4)8)]。

従来HCV感染の治療はIFNベースによる治療が基本であった[6)7)]。透析患者ではリバビリンが禁忌であるため菊地ら[15)]はREACH研究で48週のPEG-IFN単独療法の結果を報告している。その結果は全体としてのSVR24率は22/56＝39％でゲノタイプ1型では12/41＝29％、ゲノタイプ2型では10/15＝67％であった。またSVR24に達する治療前のHCV-RNA量のカットオフ値はゲノタイプ1型は＜5.7LogIU/mL、ゲノタイプ2型は＜6.5LogIU/mLとしている。また有害事象での治療中止率は14/56＝25％と高率であった。われわれは以前PEG-INF単独で治療したゲノタイプ2a型の3症例は、いずれも治療前のHCV-RNA量が少なかったため少量でかつ短期の治療でも3症例ともSVRに達した。しかし内2症例での有害事象は比較的高度であった（データは未提示）。

IFNフリーのDAA治療は、非透析患者では劇的な効果を示しておりそのSVR12～24率は84.7～100％と極めて高率であり[16)～18)]、IFNと比し有害事象は少なく肝硬変症例や高齢者でもそのSVR率が低下することはないと報告されている。しかし血液透析患者でのDAAの治療の報告は極めて少なく、本邦ではいずれもDCV＋ASVでの結果でわれわれの報告の他2報を認めるのみであ

表5 国内での血液透析患者へのDCV/ASV投与の検討—まとめ

	症例数	NS5領域薬剤耐性変異	平均年齢	SVR12率
当院	18	L31変異3例	69.3	17/18＝94.4%
北海道大学	21	Y93変異3例	63.0	20/21＝95.2%
大垣市民病院	28	なし	65.5	28/28＝100%
集計	67	L31変異3例 Y93変異3例	—	65/67＝97.0%

表6 CKDステージ別のIFNフリーDAA製剤治療推奨

CKDステージ		1	2	3	4	5	5D
eGFR (mL/分/1.73m²)		≧90 (正常・亢進)	60〜89 (軽度低下)	30〜59 (中等度低下)	15〜29 (高度低下)	<15 (腎不全)	(透析例)
GT1	NS5A変異あり	SOF/LDV	SOF/LDV	SOF/LDV	(EBR+GZR)*	(EBR+GZR)*	(EBR+GZR)*
	NS5A変異なし	1.SOF/LDV OBV/PTV/r EBR+GZR 2.DCV/ASV	1.SOF/LDV OBV/PTV/r EBR+GZR 2.DCV/ASV	1.SOF/LDV OBV/PTV/r EBR+GZR 2.DCV/ASV	DCV/ASV OBV/PTV/r (EBR+GZR)	DCV/ASV OBV/PTV/r (EBR+GZR)	DCV/ASV OBV/PTV/r (EBR+GZR)
GT2		SOF/RBV	SOF/RBV	(SOF/RBV)	(適応外)	(適応外)	(適応外)

ASV：Asnaprevir, DCV：Daclatasvir, EBR：Elbasvir, GZR：Grazoprevir, LDV：Ledipasvir, OMV：Ombitasbir, PTV：Paritoprevir, r：ritonavir, RBV：Ribavirin, SOF：Sofosbuvir
＊：EBR+GZRは国内でのデータがまだないため（　）で囲んだ記載となっている

る[19)〜21)]。しかしわれわれの症例を含めて、その治療成績は極めて良好でSVR12率は94〜100%（表5）であり有害事象も肝障害例が多く、いずれも本剤の中止で肝機能は正常化している。海外では本邦で近々発売予定であるElbasvir（EBR）/Grazoprevir（GZR）でも極めて良好な成績が示されている[22)]。今回われわれの症例には3例L31変異を認めたが、この3例ともSVR12に達している。須田ら[20)]も21例中3例にY93変異を認めているがこの3例ともSVR12に達した。非血液透析患者ではNS5領域に薬剤耐性変異を認める症例ではDCV+ASVでSVRに達する症例が少ないことが分かっており[16)]、このような症例ではDCA+ASV投与は推奨されていない[23)]。血液透析患者ではNS5領域に薬剤耐性変異を認めてもDCA/ASVが有効な可能性があるが、もしDCA+ASVで効果がなければ、その次のDAAでレスキューされる補償がなく、現時点ではNS5領域に薬剤耐性変異を認める症例へのDCV+ASV投与は控えるべきと考える。このような観点から日本肝臓学会でのガイドラインではCKD患者のステージ別IFNフリーDAA製剤治療の推奨を示している。CKDステージ4〜5Dの高度腎障害例でのゲノタイプ1型でNS5A変異ありの症例に対してはEBRとGZR併用療法の記載があるが、本邦でのデータがなく今後の検討が必要である（表6）。DAAは比較的有害事象が少ないが、DCV+ASVでは肝障害が問題であり、その程度が高度であれば治

3. 透析患者におけるHCV1型治療　4) ダクラタスビル＋アスナプレビル併用療法使用経験

表7　DAAの腎障害あるいは肝障害時と投与量の調節（文献24より引用）

Drug	Inhibition	Induction	Substrate	Renal Impairment	Hepatic Impairment
Asunaprevir	Moderate inhibitor of CYP2D6	Weak inhibitor of CYP3A4 and P-gp	Substrate of CYP3A4, P-gp, and OATP1B1	No adjustment needed	Should likely be avoided in patients with CTP class B or C disease
Daclatasvir	Moderate inhibitor of P-gp and OATP	NA	Substrate of CYP3A and P-gp	No adjustment needed	No adjustment needed
Ledipasvir	Mild inhibitor of P-gp, BCRP	NA	Substrate of P-gp	No adjustment needed	No adjustment needed
Paritaprevir, ritonavir, and ombitasvir plus dasabuvir	Inhibitor of CYP3A4, CYP2D6, P-gp, OATP, and BCRP	Inhibitor of CYP1A2, CYP2C8, CYP2C9, and CYP2C19 (based on ritonavir pharmacokinetics)	Substrate of CYP3A4, CYP2C8, and CYP2D6	Likely no adjustment needed	Not recommended in patients with CTP class B disease, and contra-indicated in patients with CTP class C disease
Simeprevir	Mild inhibitor of intestinal CYP3A and CYP1A2; mild inhibitor of OATP and P-gp	NA	Substrate of CYP3A	No adjustment needed	Should be used with caution in patients with CTP class B or C disease
Sofosbuvir	NA	NA	Substrate of P-gp	Not recommended if GFR <30mL/min/1.73m^2	No adjustment needed

BCRP：breast cancer resistance protein, CTP：Child-Turcotte-Pugh, CYP：cytochrome P450, DAA：direct-acting antiviral drugs, GFR：glomerular filtration rate, NA：not available, OATP：organic anion-transporting polypeptide, P-gp：P-glycoprotein

療を中止するかASVを減量する必要がある。またDAAのなかにはSofosbuvirのように腎排泄性の薬剤[24]があり、このような薬剤は血液透析患者には禁忌である（表6、7）。DCV＋ASV両剤はともに肝排泄性であり[25]、透析患者では本邦では第一選択薬である（表6）[23)26)]。またDAAはさまざまな薬剤との相互作用が知られておりその知識も重要である。DCV＋ASVではマクロライド系薬剤、抗真菌剤、リファンピシン、HIV治療薬の多く、ジルチアゼム、ベラパミル、シクロスポリン、抗てんかん薬の一部など薬剤が併用禁忌である[23)27)28)]。またIFNは有害事象が多く今後は透析患者でもDAA治療主体となると思われるが、ゲノタイプ2型に安全かつ有効なDAAが登場しておらず、今後の進歩に期待したい[29]。

現在日本肝臓学会のガイドラインでも透析患者を含めCKD患者においては積極的に抗ウイルス療法を行うべきとされており、今後DCV＋ASVを初めとしたDAA治療によりわが国の血液透析患者さんのHCV感染が撲滅される日も遠くないことを願っている。

おわりに

HCV1型感染血液透析患者に対しDCV＋ASVは極めて有効であり、今後全HCV1型感染血液透析患者に投与されるべき薬剤である。2型は依然としてIFNによる治療が主体であるが、今後この領域にも新規のDAAの登場が期待される。

参考文献

1) 中井滋, 政金生人, 重松隆, 他：わが国の慢性透析療法の現況（2007年12月31日現在）.

透析会誌 42：1-45, 2009
2) Kwon E, Cho JH, Jang HM, et al：Differential Effect of Viral Hepatitis Infection on Mortality among Korean Maintenance Dialysis Patients：A Prospective Multicenter Cohort Study. PLoS One 10：e0135476, 2015
3) Nakayama E, Akiba T, Marumo F, et al：Prognosis of anti-hepatitis C virus antibody-positive patients on regular hemodialysis therapy. J Am Soc Nephrol 11：1896-1902, 2000
4) Di Napoli A, Pezzotti P, Di Lallo D, et al：Epidemiology of hepatitis C virus among long-term dialysis patients：a 9-year study in an Italian region. Am J Kidney Dis 48：629-637, 2006
5) Kalantar-Zadeh K, Kilpatrick RD, McAllister CJ, et al：Hepatitis C virus and death risk in hemodialysis patients. J Am Soc Nephrol 18：1584-1593, 2007
6) Fabrizi F, Dulai G, Dixit V, et al：Meta-analysis：interferon for the treatment of chronic hepatitis C in dialysis patients. Aliment Pharmacol Ther 18：1071-1081, 2003
7) Fabrizi F, Dixit V, Messa P, et al：Interferon monotherapy of chronic hepatitis C in dialysis patients：meta-analysis of clinical trials. J Viral Hepat 15：79-88, 2008
8) Ohsawa M, Kato K, Tanno K, et al：Seropositivity for anti-HCV core antigen is independently associated with increased all-cause, cardiovascular, and liver disease-related mortality in hemodialysis patients. J Epidemiol 21：491-499, 2011
9) Marinaki S, Boletis JN, Sakellariou S, et al：Hepatitis C in hemodialysis patients. World J Hepatol 7：548-558, 2015
10) 秋葉隆，日台英雄，川口良人，他：日本の慢性透析療法を行っている施設での院内感染防止の現況―院内感染防止に関する透析施設調査アンケートより．透析会誌 28：847-856, 1995
11) Park H, Adeyemi A, Henry L, et al：A meta-analytic assessment of the risk of chronic kidney disease in patients with chronic hepatitis C virus infection. J Viral Hepat 22：897-905, 2015
12) Chen YC, Lin HY, Li CY, et al：A nationwide cohort study suggests that hepatitis C virus infection is associated with increased risk of chronic kidney disease. Kidney Int 85：1200-1207, 2014
13) 日本透析医会，日本透析医学会，日本臨床工学技士会，他：透析施設における標準的な透析操作と感染予防に関するガイドライン（四訂版）．2015. http://www.touseki-kai.or.jp/htm/07_manual/doc/20150512_infection_guideline_ver4.pdf
14) Kalantar-Zadeh K, McAllister CJ, Miller LG：Clinical characteristics and mortality in hepatitis C-positive haemodialysis patients：a population based study. Nephrol Dial Transplant 20：1662-1669, 2005
15) Kikuchi K, Akiba T, Nitta K, et al：Multicenter study of pegylated interferon α-2a monotherapy for hepatitis C virus-infected patients on hemodialysis：REACH study. Ther Apher Dial 18：603-611, 2014
16) Kumada H, Suzuki Y, Ikeda K, et al：Daclatasvir plus asunaprevir for chronic HCV

genotype 1b infection. Hepatology 59：2083-2091, 2014

17) Kumada H, Chayama K, Rodrigues L Jr, et al：Randomized phase 3 trial of ombitasvir/paritaprevir/ritonavir for hepatitis C virus genotype 1b-infected Japanese patients with or without cirrhosis. Hepatology 62：1037-1046, 2015

18) Mizokami M, Yokosuka O, Takehara T, et al：Ledipasvir and sofosbuvir fixed-dose combination with and without ribavirin for 12 weeks in treatment-naive and previously treated Japanese patients with genotype 1 hepatitis C：an open-label, randomised, phase 3 trial. Lancet Infect Dis 15：645-653, 2015

19) Miyazaki R, Miyagi K：Effect and Safety of Daclatasvir-Asunaprevir Combination Therapy for Chronic Hepatitis C Virus Genotype 1b -Infected Patients on Hemodialysis. Ther Apher Dial 20：462-467, 2016

20) Suda G, Kudo M, Nagasaka A, et al：Efficacy and safety of daclatasvir and asunaprevir combination therapy in chronic hemodialysis patients with chronic hepatitis C. J Gastroenterol 51：733-740, 2016

21) Toyoda H, Kumada T, Tada T, et al：Safety and efficacy of dual direct-acting antiviral therapy（daclatasvir and asunaprevir）for chronic hepatitis C virus genotype 1 infection in patients on hemodialysis. J Gastroenterol 51：741-747, 2016

22) Roth D, Nelson DR, Bruchfeld A, et al：Grazoprevir plus elbasvir in treatment-naive and treatment-experienced patients with hepatitis C virus genotype 1 infection and stage 4-5 chronic kidney disease（the C-SURFER study）：a combination phase 3 study. Lancet 386：1537-1545, 2015

23) 日本肝臓学会肝炎診療ガイドライン作成委員会：C型肝炎治療ガイドライン（第5.2版）. 2016. http://www.jsh.or.jp/files/uploads/HCV_GL_ver5.2_final_Dec13.pdf

24) Hill L：Hepatitis C Virus Direct-Acting Antiviral Drug Interactions and Use in Renal and Hepatic Impairment. Top Antivir Med 23：92-96, 2015

25) Poole RM：Daclatasvir＋Asunaprevir：First Global Approval. Drugs 74：1559-1571, 2014

26) 公益財団法人ウイルス肝炎研究財団：平成28年C型慢性肝炎・肝硬変治療ガイドライン. http://www.vhfj.or.jp/04.support/

27) Bristol-Myers Squibb Company. Sunvepra Capsules（asunaprevir）Japanese Prescribing Information. 2014

28) Soriano V, Labarga P, Barreiro P, et al：Drug interactions with new hepatitis C oral drugs. Expert Opin Drug Metab Toxicol 11：333-341, 2015

29) Asselah T, Boyer N, Saadoun D, et al：Direct-acting antivirals for the treatment of hepatitis C virus infection：optimizing current IFN-free treatment and future perspectives. Liver Int 36：S47-57, 2016

3. 透析患者における HCV1 型治療
5) Genotype 1 型 C 型慢性肝炎に対するヴィキラックス配合錠®の使用経験

厚川　正則　*Masanori Atsukawa*
日本医科大学付属病院消化器肝臓内科

Key Words　オムビタスビル、リトナビル、パリタプレビル、血液透析、慢性腎不全

はじめに

現在のわが国における C 型慢性肝炎の標準的治療法は、内服薬である直接作用型抗ウィルス薬（Direct acting antivirals：DAAs）である。DAAs の登場以前は、血液透析を必要とする慢性腎不全（CKD）患者に対する抗ウィルス療法はペグインターフェロン単剤療法であった。しかし、その治療成績は Genotype 1 型の患者において SVR（著効）率が約 29％と満足すべきものではなかった[1]。その後、C 型慢性肝炎の治療はインターフェロンを使わない、いわゆるインターフェロンフリーの時代を迎えるわけであるが、2014 年に承認された最初の DAAs であるダクラタスビル（NS5A 阻害剤）/ アスナプレビル（NS3/4A プロテアーゼ阻害剤）併用療法は、腎排泄型薬剤でなく CKD 患者にも投与可能であったことから、その後まもなく血液透析を必要とする CKD 患者に対するダクラタスビル / アスナプレビルの実臨床における高い有効性と安全性が報告された[2,3]。これらのエビデンスに基づき 2016 年 10 月現在の日本肝臓学会のガイドライン（第 5.1 版）において CKD ステージ 5D の Genotype 1 型 C 型慢性肝炎の治療法として、唯一ダクラタスビル / アスナプレビル併用療法が推奨されていた[4]。

一方、2015 年 9 月に本邦において 3 つ目のインターフェロンフリー治療であるオムビタスビル / パリタプレビル / リトナビルいわゆるヴィキラックス配合錠®が承認され使用可能となった。ヴィキラックス配合錠®は NS5A 阻害剤であるオムビタスビルと NS3/4A プロテアーゼ阻害剤であるパリタプレビルにブースターとしてリトナビルを加えた薬剤である。Genotype 1 型に対する国内第Ⅲ相試験（GIFT-Ⅰ試験）の結果、12 週間の投与で約 95 ～ 98％が SVR を獲得したことが報告されており[5]、日本肝臓学会のガイドライン（第 5.1 版）において DAAs 治療歴のない Genotype 1 型の慢性肝炎に対する第一選択の 1 つとされている。またヴィキラックス配合錠®はダクラタスビル / アスナプレビルと同様にいずれの有効成分も肝臓で代謝された後にほとんどが糞便中に排泄され、腎機能低下による薬物動態（AUC あるいは Cmax）に対する影響は少ないことが知られている[6]。その後いくつかの施設からヴィキラックス配合錠®の血液透析の患者に対する有効性と安全性に関する報告が散見されているが、まだ症例数は少ない。そこで現在筆者らは、血液透析を必要とする CKD 合併 C 型慢性肝炎患者に対するヴィキラックス配合錠®の有効性と安全性を明らかにすることを目的とし日本医科大学千葉北総病院 IRB 承認（IRB 番号：528007）のもと多施設共同研究を施行している。本稿ではその中間解析を報告する。

I. 対象

日本医科大学千葉北総病院ほか多施設共同研究施設においてGenotype 1型のC型慢性肝炎と診断された患者のうち、血液透析を導入されている患者とし、年齢は18歳以上で上限は問わないこととした。除外基準は以下のとおり規定した。①本剤の成分に対して過敏症の既往歴のある患者。②重度（Child-Pugh分類BまたはC）の肝機能障害のある患者。③次の薬剤を投与中で中止不可能である患者：アゼルニジピン、トリアゾラム、ミダゾラム、ブロナンセリン、ピモジド、エルゴタミン酒石酸塩、ジヒドロエルゴタミンメシル酸塩、エルゴメトリンマレイン酸塩、メチルエルゴメトリンマレイン酸塩、シルデナフィルクエン酸塩、タダラフィル、リバーロキサバン、バルデナフィル塩酸塩水和物、リオシグアト、シンバスタチン、アトルバスタチンカルシウム水和物、カルバマゼピン、フェニトイン、フェノバルビタール、リファンピシン、エファビレンツ、セイヨウオトギリソウ含有食品、エチニルエストラジオール含有製剤。④肝細胞癌やその他の癌を合併している患者。⑤その他、主治医が本試験への参加が不適当と判断した患者。

II. 方法

血液透析施行中のC型慢性肝炎患者に対し、ヴィキラックス配合錠®を1日1回2錠（オムビタスビル25mg・リトナビル100mg・パリタプレビル150mg；アッヴィ合同会社）を12週間経口投与し、有害事象を認めた場合は投与中止を考慮した。全例において2週間に1回の頻度で外来受診とし、詳細な問診や血液生化学検査を施行する。評価項目としては、対象患者のウィルス学的反応性や有害事象の頻度を解析することとした。本稿では2016年8月現在の中間解析としてSVR4（投与終了後4週時のHCV RNA陰性化）判定が可能である症例を報告する。

III. 結果

1. 対象患者

本研究に登録された対象患者19例を表1に示す。全例CKDステージ5の血液透析施行中のGenotype 1型C型慢性肝炎症例。男性15例、女性4例で年齢の中央値は66歳(49～85歳)であった。このうち代償性肝硬変を有する患者は5例含まれていた。後述するカルシウムチャンネルブロッカー（CCB）は11例で内服歴があった。

2. 有効性

治療効果として、rapid virologic response（RVR；治療開始後4週時のHCV RNA陰性化）は19例中17例の89.5%、end of treatment response（ETR；治療終了時のHCV RNA陰性化）は19例中18例の94.7%、SVR4は19例中18例の94.7%であった（図1）。有害事象で治療を中止した1例は治療中に一度HCV RNAの陰性化を獲得したものの治療中止後再燃を認めた。その1例を除いたすべての症例で12週間の投与期間を完遂し、全例がSVR4を獲得した。なお、本稿では詳細に触れないが、早期のHCV RNA陰性化率（RVR率）は非血流透析患者に比し血液透析症例の方が高い印象がある。この原因の1つとして、血液透析患者はHCV RNA量が非血液透析患者よりも低値であることが関連している可能性が考えられる。

表1 患者背景（n＝19）

背景因子	（n＝19）
性別 女性／男性	4／15
年齢	66（49〜85）
慢性肝炎／肝硬変	14／5
WBC（μ/L）	4,730（2,800〜7,100）
Hemoglobin（g/dL）	11.6（8.5〜14.9）
Platelet×10³（μ/L）	123（87〜308）
AST（IU/mL）	16（10〜29）
ALT（IU/mL）	13（8〜31）
Albumin（g/dL）	3.7（3.2〜4.9）
T-Bil（g/dL）	0.3（0.2〜0.8）
AFP（ng/mL）	2.3（1.32〜5.2）
PT（％）	91.5（74.8〜106）
HCV RNA（LogIU/mL）	5.2（2.4〜6.7）
NS5A L31 wild／mutant／not tested	18／0／1
NS5A Y93 wild／mutant／not tested	17／1／1

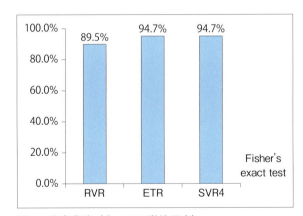

図1 治療成績（ウィルス学的反応）

表2 有害事象と治療転帰

症例	有害事象	投与期間	転帰
1	末梢性浮腫	12週	SVR
2	咽頭炎	12週	SVR
3	多形紅斑	4週で中断	relapse
4	しびれ	12週	SVR
5	腹満感	12週	SVR
6	かゆみ	12週	SVR
7	眠気	12週	SVR

※他の症例は有害事象の報告なし

3. 安全性

本研究に登録された症例のすべての有害事象を表2に示す。1例が多形紅斑を認め4週目で治療を中止した。それ以外の有害事象は比較的軽度でありすべての症例において12週間の投与を完遂することが可能であった。現段階において筆者は、非血液透析患者と比較して血液透析患者において有害事象の頻度が増加するような印象はないと考える。

4. 薬物相互作用について

現在のC型慢性肝炎治療はDAAsが主流であるが、すべての薬剤において併用禁忌薬あるいは注意薬が存在する。ヴィキラックス配合錠®も例外ではなく、いくつかの注意すべき併用薬がある。とくに血液透析患者に比較的多く処方されている薬剤はCCBであろう。ヴィキラックス配合錠®

3. 透析患者におけるHCV1型治療　5) Genotype 1型C型慢性肝炎に対するヴィキラックス配合錠®の使用経験

表3　CCB内服歴とヴィキラックス配合錠®開始後の工夫

症例	治療前	治療中	変更内容
1	ニフェジピン 40mg	ニフェジピン 20mg	減量
2	ニフェジピン 20mg/day アムロジピン 5mg/day	アムロジピン 2.5mg/day	減量
3	ニフェジピン 40mg/day	なし	中止
4	アムロジピン 5mg/day	アムロジピン 2.5mg/day	減量
5	ニフェジピン 40mg	なし	中止
6	アムロジピン 5mg/day	アムロジピン 2.5mg/day→中止	減量・中止
7	アムロジピン 5mg/day	ARBに変更	中止
8	アムロジピン 2.5mg/day	ARBに変更	中止
9	ニフェジピン 40mg	ニフェジピン 20mg	減量
10	アムロジピン 5mg/day	アムロジピン 2.5mg/day	減量
11	アムロジピン 10mg/day	アムロジピン 5mg/day	減量

※他の症例はCCBの内服歴なし

の添付文書によると、アゼルニジピンは併用禁忌であり、その他のCCBは併用注意とされている。その理由は国内第Ⅲ相試験の結果、ヴィキラックス配合錠®とCCBを併用した症例において血圧低下、末梢性浮腫などの有害事象が散見されたためである。ヴィキラックス配合錠®の成分であるリトナビルがCCBとの薬物相互作用によりCCBの血中濃度が高くなることが原因とされている。

そこで筆者は、ヴィキラックス配合錠®を投与する際は基本的にCCBを中止し、ARBやα₁ブロッカーなど他の降圧剤に変更することが望ましいと考えている。しかし、CCBの高い降圧作用に匹敵する薬剤も限定的であり、やむなくCCBを併用する際は減量投与を行い慎重に有害事象の有無を注視している。

表3に本研究に登録された症例におけるヴィキラックス配合錠®の投与前のCCB投与歴と治療中のmanagementを示す。同用量のCCBを継続する症例はなく、主治医の判断でCCBを中止あるいは減量していることが示されている。図2は筆者が経験した症例のヴィキラックス配合錠®投与前と治療中のCCBの調整、さらに投与前後での血圧の変化を示している。本症例はヴィキラックス配合錠®投与前にアムロジピンを5mg/dayで内服中であったが血圧のコントロールは不十分であった。そこでヴィキラックス配合錠®投与導入にあたってアムロジピンを半量に減量して慎重に治療開始したところ、図2に示すように血圧のコントロールは良好となり有害事象もなく治療終了しSVRを獲得した。本症例は、薬物相互作用に十分留意しヴィキラックス配合錠®を投与することで、既存の合併症を良好にコントロールすることを可能とし、その結果高い有効性を獲得することができた貴重な1例である。

Ⅳ. 考察

血液透析を必要とするCKDステージ5のC型慢性肝炎患者に対するヴィキラックス配合錠®の

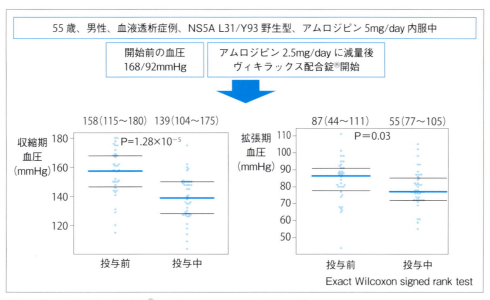

図2　ヴィキラックス配合錠®とCCBの薬物相互作用の1例

有効性と安全性を検討した。その中間解析の結果、ウィルス学的反応性は非常に良好であり、さらに重篤な有害事象も経験しなかった。しかし、血液透析患者の多くでCCB内服歴があることも明らかになり薬物相互作用には十分な注意が必要である。

おわりに

緒言でも述べたように2016年10月現在の日本肝臓学会のガイドライン（第5.1版）において血液透析患者のGenotype 1型C型慢性肝炎の治療法はダクラタスビル / アスナプレビルのみが推奨されていた。一方で、いくつかの施設よりヴィキラックス配合錠®の安全性、有効性の報告が示され、最新の肝臓学会第5.2版においてヴィキラックス配合錠®も血液透析患者に対し第一選択薬の1つとして推奨されている[7]。本研究で示したようにヴィキラックス配合錠®においても薬物相互作用や有害事象の慎重なmonitoringをすることによって高い有効性が期待できる薬剤であると筆者は考える。今後血液透析を必要とするC型慢性肝炎患者の薬剤選択肢が広がることを期待したい。

謝辞

本研究のために多大な尽力をいただきました下記の先生方にこの場をお借りしまして深謝申し上げます。キッコーマン総合病院　三上繁先生、東京医科大学茨城医療センター　池上正先生、おおたかの森病院　島田紀朋先生、新松戸中央総合病院　加藤慶三先生・安部宏先生、東京慈恵会医科大学　坪田昭人先生、聖隷佐倉市民病院　佐藤愼一先生、柏市立柏病院　酒井英樹先生、さいたま赤十字病院　甲嶋洋平先生、水戸済生会総合病院　渡辺孝治先生、我孫子東邦病院　大槻英男先生、日本医科大学千葉北総病院　近藤千紗先生・糸川典夫先生・新井泰央先生・大久保知美先生。

参考文献

1) Kikuchi K, Akiba T, Nitta K, et al：Multicenter study of pegylated interferon α-2a monotherapy for hepatitis C virus-infected patients on hemodialysis：REACH study. Ther Apher Dial 18：603-611, 2014
2) Toyoda H, Kumada T, Tada T, et al：Erratum to : Safety and efficacy of dual direct-acting antiviral therapy (daclatasvir and asunaprevir) for chronic hepatitis C virus genotype 1 infection in patients on hemodialysis. J Gastroenterol 51：750, 2016
3) Suda G, Kudo M, Nagasaka A, et al：Efficacy and safety of daclatasvir and asunaprevir combination therapy in chronic hemodialysis patients with chronic hepatitis C. J Gastroenterol 51：733-740, 2016
4) 日本肝臓学会肝炎診療ガイドライン作成委員会編：C型肝炎治療ガイドライン（第5.1版）. 2016
5) Kumada H, Chayama K, Rodrigues L Jr, et al：Randomized phase 3 trial of ombitasvir/paritaprevir/ritonavir for hepatitis C virus genotype 1b-infected Japanese patients with or without cirrhosis. Hepatology 62：1037-1046, 2015
6) ヴィキラックスインタビューフォーム P39
7) 日本肝臓学会肝炎診療ガイドライン作成委員会編：C型肝炎治療ガイドライン（第5.2版）. 2016

3. 透析患者におけるHCV1型治療
6) 透析患者におけるHCV治療の新たなる展開
─C-SURFER試験─

鶴田　悠木　*Yuki Tsuruta*
医療法人社団敬天会鶴田板橋クリニック腎臓内科

Key Words 慢性腎臓病、透析、C型肝炎、治験

背景

慢性腎臓病（Chronic kidney disease：CKD）患者において、C型肝炎ウィルス（hepatitis C virus：HCV）感染は腎機能障害の進行や死亡率の上昇をもたらし、腎移植患者では移植腎生存率の低下に影響する。一方でCKD G4～5（推定腎機能、estimated glomerular filtration rate：eGFR～30mL/min）におけるC型肝炎には治療法に制限があった。現在承認されている全経口の治療法は腎排泄の薬剤やリバビリンを含むため用量調整が必要である。HCV NS3/4A プロテアーゼ阻害薬であるgrazoprevirおよび、NS5Aプロテイン阻害薬であるelbasvirは1日1回内服でHCVジェノタイプ1、4、6に有効である。第Ⅰ相試験ではgrazoprevir、elbasvirともに腎排泄は1％以下であり、透析患者を含むCKD G4～5症例において用量調整は必要ないとされた。C-SURFER：Hepatitis C：Study to Understand Renal Failure's Effect on ResponseはCKD G4～5患者におけるHCVジェノタイプ1感染に対するgrazoprevir、elbasvirの効果、安全性、忍容性を評価した初めての第Ⅲ相試験である。

Ⅰ. 方法

C-SURFERは安全性を評価する多施設二重盲検ランダム化試験および効果を評価する観察試験より成り立つ。対象は透析患者を含むCKD G4～5患者で、図1に示すように12ヵ国、68施設より登録された。安全性を評価するランダム化試験では治療先行群（grazoprevir 100mg、elbasvir 50mg/日、12週間）およびプラセボ先行群の2群に分け12週間治療を行った。治療終了後4週間の観察の後、プラセボ先行群に対して治療群と同様の治療を行った。さらに薬物動態群として詳細なサンプリングを行った。効果の評価としては12週後の持続的ウィルス学的著効率（sustained virological response at 12 weeks：SVR12）を用いて、既報のインターフェロンを中心とした治療のSVR12となる45％と比較した。

Ⅱ. 結果

237例が登録されうち235例が2014年3月30日より2014年11月28日までの期間に一度は投薬を受けた。224例をランダム化し、111例を治療先行群、113例をプラセボ先行群とし、11例は薬物動態群とした。ランダム化試験群の基礎データを表1に示す。全体の81％（191例）がCKD G5であり、76％（179例）が血液透析を受けていた。34％（80例）が糖尿病を合併し、41％（96例）に心血管疾患の既往があり、80％（189例）が過去にHCV感染の治療を受けておらず、6％（14例）が肝硬変であった。

3. 透析患者におけるHCV 1型治療 6）透析患者におけるHCV治療の新たなる展開—C-SURFER試験—

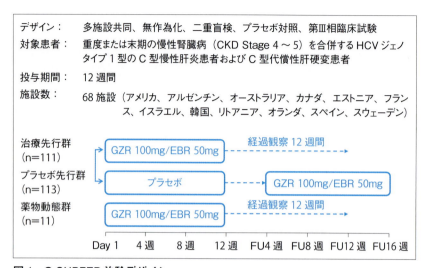

図1　C-SURFER 治験デザイン
GZR：grazoprevir, EBR：elbasvir, FU：フォローアップ

表1　実薬群、治療群基礎データ

	治療先行群＋薬物動態群 （n＝122）	プラセボ先行群 （n＝113）
性別（例、%）		
男性	92（75）	80（71）
女性	30（25）	33（29）
人種（例、%）		
白人	61（50）	48（43）
アフリカ系アメリカ人	55（45）	53（47）
アジア人	5（4）	9（8）
その他	1（＜1）	3（3）
HCV genotype（例、%）		
GT1a	63（52）	59（52）
GT1b	58（48）	53（47）
GT1 その他	1（＜1）	1（＜1）
前治療歴		
未治療例	101（83）	88（78）
既治療例	21（17）	25（22）
肝硬変（例、%）	7（6）	7（6）
糖尿病（例、%）	44（36）	36（32）
透析（例、%）	92（75）	87（77）
CKD Stage（例、%）		
Stage 4	22（18）	22（19）
Stage 5	100（82）	91（81）

　治療先行群および薬物動態群122例のうち、6例が解析から除かれ（死亡、腎移植、追跡不能、コンプライアンス不良、患者からの辞退、暴力行為による担当医の判断）、116例中115例（99％）がSVR12に達し、既報の45％より高い結果であった。1例において治療終了後12週目にHCVウィルス陽性化を認めた。試験開始時のNS3/4AもしくはNS5Aの変異はそれぞれ36/112例（32.1％）、

表2 有害事象の発生

	治療先行群 (n=111)	プラセボ先行群 (n=113)	発現率の差 (95％信頼区間)
有害事象　全件　（例、％）	84 (75.7)	95 (84.1)	−8.3 (−18.9, 2.2)
頭痛	19 (17.1)	19 (16.8)	0.3 (−9.6, 10.4)
悪心	17 (15.3)	18 (15.9)	−0.6 (−10.3, 9.1)
疲労	11 (9.9)	17 (15.0)	−5.1 (−14.1, 3.7)
不眠症	7 (6.3)	12 (10.6)	−4.3 (−12.2, 3.2)
浮動性めまい	6 (5.4)	18 (15.9)	−10.5 (−19.1, −2.6)
下痢	6 (5.4)	15 (13.3)	−7.8 (−16.1, −0.2)
重篤な有害事象（例、％）	16 (14.4)	19 (16.8)	−1.5 (11.2, 8.1)
有害事象による投与中止（例、％）	0 (0)	5 (4.4)	−4.4 (10.0, −1.0)
死亡（例、％）	1 (0.9)	3 (2.7)	−1.8 (−6.7, 2.5)

いずれかの群において10％以上の頻度であったものの一覧。

17/115例（14.8％）に認められた。それぞれ群におけるSVR12は36/36例（100％）および16/17例（94.1％）であった。再発した1症例は試験開始時にNS5A L31M変異を認めていた。

安全性を評価するランダム化試験では有害事象の発現率は治療先行群とプラセボ先行群で同等であった（表2）（76％対84％）。多く認められた有害事象は両群ともに頭痛、悪心、疲労であった。深刻な心合併症は治療先行群で2例（心停止1例、心筋梗塞1例）およびプラセボ先行群で3例（心筋梗塞2例、心筋炎1例）に認められた。重篤な有害事象は治療先行群で16例（14.4％）、プラセボ先行群で19例（16.8％）に認められた。報告された重篤な有害事象は併存疾患と関連しており、薬剤と関連すると考えられるものはなかった。

治療先行群では治療を継続できない症例はなかったのに対し、プラセボ先行群では5例（腹痛、AST・ALT上昇、リパーゼ上昇、心房細動、心筋梗塞）であった。先行治療期間後2週間で4症例が死亡し、治療先行群で1例（心停止）、プラセボ先行群で3例（大動脈瘤、肺炎、不明）であった。

Ⅲ．結論

本研究よりgrazoprevir、elbasvirの1日1回経口療法は、進行したCKD患者におけるHCVジェノタイプ1型感染に対して安全に施行可能であり、高いSVRが得られることが示唆された。

Ⅳ．コメント

本研究はCKD患者において用量調整が必要なく、1日1回経口投与、12週間で高い治療効果が得られるgrazoprevir、elbasvirの報告である。CKD G4～5を対象としているが、76％とその多くが血液透析を受けている患者のデータである。わが国の透析患者と比較して、58歳と比較的若い症例が多く、糖尿病合併が34％と少ないことがあげられる。12ヵ国が参加した多施設研究であり国別の差異の影響もあると考えられるが、HCV肝炎治療の対象となる症例の傾向も示していると思われる。本研究においては、122例中116例が治療を12週間行えており、1例のHCVウィルス陽性化を除く115例（99.1％）がSVR12に達した。また薬剤に起因する重篤な有害事象も認められなかった。わが国のC型肝炎患者を対象にした第

Ⅲ相試験では、腎機能障害のない症例が対象ではあるが同様の高い効果と安全性を示し、NS5A変異の症例においても高い効果を認めている。C型肝炎の罹患率が一般人口より高い透析患者において、C型肝炎が生命予後を悪化させることは知られており、今後はこれら新規薬剤によって透析患者での治療が向上し、生命予後の改善を得られるかが重要と考える。

4. HCV治療を積極的に進めていくためには

安藤　亮一　*Ryoichi Ando*
武蔵野赤十字病院

Key Words　インターフェロンフリー、直接ウイルス作用薬、透析医と肝臓医の協力体制、院内感染対策、費用対効果

はじめに

透析患者におけるC型肝炎のウイルス陽性率は、一般人よりはるかに高く、2007年の日本透析医学会の統計調査によるとHCV抗体陽性率は、9.84％と健診で得られた一般人の陽性率（0.84％）の約10倍である[1]。また、岩手県で透析患者と一般人とのHCV抗体およびウイルスの有無の判定であるHCVコア抗原の陽性率が検討され、一般人が0.5％であったのに対して、透析患者では、6.5％と10倍以上の高率であった[2]。

このように、透析患者でC型肝炎ウイルス陽性者が多い原因としては、C型肝炎関連腎炎などにより、透析導入時にすでに陽性である場合と、透析後、院内感染などで陽転化する場合がある。

透析患者におけるC型肝炎ウイルスは、生命予後不良と関連することや院内感染の元となること、腎移植の際には、C型肝炎ウイルスを有していることが、生命予後や腎生着率に悪影響を及ぼすことから、治療により、C型肝炎ウイルスを陰性化させることが推奨される[3]。

従来のインターフェロンを主体とした治療では、治療奏効率も高くなく、副作用もあったため、透析患者のC型肝炎のウイルス治療は十分とは言えない状況であった。

最近臨床応用になったC型肝炎のゲノタイプ1型に対する、インターフェロンフリーの直接ウイルス作用薬（DAAs）は、透析患者においても一般人とほぼ同様に有効であり、副作用も少ないことから、透析患者におけるC型肝炎治療が進み、予後改善やC型肝炎ウイルスの院内感染の撲滅が期待できる[4)5)]。

一般人に対しては、DAAsによる治療が普及しており、今後C型肝炎の撲滅が期待できる勢いである。一方、透析患者のC型肝炎のDAAsによる治療は、使用可能な薬剤が限定されることなどから、十分に周知され、普及しているとは言えない。

一方、ゲノタイプ2型には、現在のところ、前述したインターフェロンフリーDAAsは使えないことから、従来のインターフェロン単独治療となるが、2型は透析患者において、インターフェロン治療でもSVRが高いことが報告されているので、適応があれば、積極的に行う[6]。

このような状況のなか、2016年5月に日本肝臓学会から、C型肝炎治療ガイドラインの第5版が発表され、10月に第5.1版、12月に第5.2版に改訂された[7]。

本稿では、透析患者におけるC型肝炎治療を積極的に進めていくために、透析医と肝臓医の協力体制、院内感染対策としてのメリット、そして最後に、医療経済的な面について解説する。

4. HCV治療を積極的に進めていくためには

表1 透析医と肝臓医で共有すべき内容

1. 透析患者ではC型肝炎の罹患率が高い。
2. 透析患者では、C型肝炎を有するほうが、生命予後が不良であり、肝疾患関連疾患だけでなく、心血管系疾患なども関連する。
3. 透析患者のC型肝炎ウイルスを治療することにより、感染源が断たれ、C型肝炎ウイルスによる院内感染がなくなることが期待できる。
4. ゲノタイプ1型でNS5A変異のない透析症例に対するインターフェロンフリーのDAAsは注意して使用すれば、安全にC型肝炎ウイルスの治療ができ、奏効率も高い。

I. 透析医と肝臓医の協力体制

透析患者におけるC型肝炎治療に関する最初のガイドラインは、2011年の日本透析医学会「透析患者のC型ウイルス肝炎治療ガイドライン」であった[3]。このガイドラインを作成する際には、日本透析医学会から透析専門医が、日本肝臓学会から肝臓専門医が委員となり、両者が協力して作成された経緯がある。

さらに、前述した日本肝臓学会が発行したC型肝炎治療ガイドラインの第5版以降には、日本透析医学会から外部委員が参加して、慢性腎臓病・透析患者への治療という項目が作られており、ガイドラインレベルでの、透析医と肝臓医の連携という意味では、基本となっている。今後、新たな治療薬に発売に応じて、ガイドラインは改訂されるが、引き続き、協力体制が継続される予定である。

このように、透析患者におけるC型肝炎治療には、透析医と肝臓医の協力体制が基盤となっているといってもよい。

実際に、インターフェロンフリーDAAs治療を透析患者に行う際には、対象症例のウイルス血症や肝臓の状態の評価（肝機能、肝の画像など）、併用薬のチェック、薬剤によってはNS5Aの遺伝子変異の有無の検査、治療開始後の肝機能の評価、副作用でおこりうる肝機能異常出現時の対応など、専門的な対応が必要であり、肝臓医の関与が望ましい。さらに、DAAs治療により、C型肝炎が排除されても、肝がんのリスクは低くなるとはいえ、なくなるわけではなく、肝の画像フォローアップも必要である。

透析専門医（2016年7月現在5,461名）と肝臓専門医（2012年8月現在、5,176名）は人数的には近いが、同じ施設にいるのは、大学病院や基幹病院などに限定される。また、同じ施設にいても、普段から緊密に連携しているとは限らない。透析患者は、2014年末で約31万人にのぼるが、そのうち、53.2％が私立の診療所、いわゆる透析クリニックにおり、さらに総合病院でない私立の病院に25.6％いる[8]。これらの施設にいる透析患者は、肝臓医との接点は通常はないと考えられる。これらの施設の医師をはじめとした医療スタッフや患者にも十分な情報共有を行い、治療適応のある患者が適切な治療を受けられる機会を提供することが必要である。そのためには、透析医と肝臓医の協力体制が必須となる。

透析医と肝臓医の協力体制をすすめるために、まずは、透析医と肝臓医で前述した内容をまとめた表1のような共通の認識を共有することが必要である。また、これらの共通の認識は、透析施設のスタッフやC型肝炎ウイルス陽性患者およびその家族とも共有すべきである。

そして、協力体制をすすめる具体的な方策とし

表2　透析医と肝臓医の協力体制をすすめるための対策

1. 透析医と肝臓医による勉強会、講演会（初歩的な紹介を主体としたもの）
   透析医の集まりで、肝臓医が講師となる
   肝臓医の集まりで、透析医が講師となる
2. 透析医と肝臓医が参加する症例検討会
   成功例、不成功例、治療するか迷う例などの検討
3. 地域におけるC型肝炎治療施設への透析施設からの紹介窓口の確立
4. C型肝炎治療のパスの作成と普及
5. 透析施設ごとの医師、スタッフ向けの勉強会
6. 透析医と肝臓医による、透析患者や家族を対象としたC型肝炎治療に関する情報提供（パンフレット、講演会など）

ては、表2のようなことが考えられる。

初期には、入門編的な新しい治療であるDAAsの紹介から、さらに、軌道に乗り始めれば、成功例、不成功例、治療に迷う例などの症例検討会なども考えられる。また、肝臓医を主体に透析医の意見を取り入れながら、地域の実情に応じたクリニカルパスを作成して、「見える」化をはかることも有効と考えられる。

透析患者は、通院する透析施設がかかりつけ医であり、そこからの情報が最も身近な情報となるので、施設単位での、まずは医師、スタッフの、さらに患者や患者家族への情報提供が有効と考えられる。

透析患者のC型肝炎治療については、地域による普及の程度や意識の違いがみられるとされている。今後、透析患者のC型肝炎治療を積極的に進めるためには、地域の実情に応じた透析医と肝臓医の協力を密接に進めることが基本となる。

II．院内感染対策としてのメリット

透析医療の現場は、集団で長時間、観血的治療を行っており、院内感染の生じやすい場所であり、患者およびスタッフへの院内感染予防対策が重要である。そのなかでも、血液媒介感染症であるウイルス肝炎は、観血的処置を日常的に行っている透析施設では、最も注意すべき感染症のひとつである。

1970年代は、透析患者も透析スタッフも院内感染によるウイルス肝炎が日常的であった。その後の輸血用血液の肝炎ウイルスのスクリーニング体制の確立、エリスロポエチン製剤の開発による輸血の減少により、ウイルス肝炎の院内感染は減少したが、1994年および1999年に透析施設におけるウイルス肝炎の集団感染があり、注目を集めた。その後も、ウイルス肝炎の院内感染の報告が続き、それらの院内感染事故の最も重要な原因として、ヘパリン、生理食塩液、エリスロポエチンなどの共用で用いる薬剤の血液による汚染が推定された。

透析患者のHCV抗体陽性率は前述したように、一般人の約10倍程度とされる。さらに、わが国の透析患者全体における1年間にHCV抗体が陰性から新規に陽性となる陽転化率は、2001年2.1％、2006年1.04％と半減したが、一般人の陽転化率（0.002％）と比べるとはるかに高く、C型肝炎の院内感染対策がとくに重要視されるゆえんとなっている（図1）。

2000年に厚生労働科学研究費補助金肝炎等克

4. HCV治療を積極的に進めていくためには

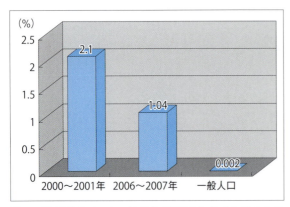

図1 透析患者のHCV抗体年間陽転化率（文献1より引用改変）

表3 透析施設でのC型肝炎院内感染対策

1. 標準予防策の徹底
2. 十分なベッド間隔、ベッド固定、スタッフ固定
3. 環境表面の清拭・消毒
4. 血液を扱うところと薬物を扱うところの明確な分離
3. プレフィルドシリンジの採用
4. 感染サーベイランス
5. 透析導入前からのC型肝炎ウイルス持ち込みの防止
6. C型肝炎感染透析患者における抗ウイルス療法によるウイルス排除

服緊急対策研究事業として、日本透析医学会、日本透析医会、日本腎不全看護学会、日本臨床工学技士会の協力を得て、「透析医療における標準的な透析操作と院内感染予防に関するマニュアル」が発行され、全国の透析施設により感染対策の参考とされた。以後、4回の改訂を行っている。2015年の四訂版では、エビデンスレベルおよび推奨度を含めて、従来のマニュアルから「透析施設における標準的な透析操作と感染予防に関するガイドライン」に改訂された。その内容は、標準的透析操作法、標準的洗浄消毒法、感染予防のための透析室整備と環境対策、感染患者への対策、スタッフのための検査・予防および感染事故時の対応、スタッフへの教育からなっており、日本透析医学会、日本透析医会のHPからダウンロードすることも可能である。

表3に示すように、ウイルス肝炎の院内感染予防策としては、すべての患者の汗を除く血液、体液、粘膜、損傷した皮膚を感染の可能性がある対象として対応することで、患者や医療従事者を感染の危険から守るための対策である標準予防策が基本となる。これらに曝露される可能性が考えられる場合には手袋、マスク、ガウンなど保護具を使用する。

また、ウイルス肝炎の場合、感染経路別予防策を追加する。すなわち、とくに血液に触れる可能性が高い現場では、手袋の着用が重要な対策となり、手袋は患者ごとに交換する。その他、注射針のリキャップを禁止し、耐貫通性の容器に廃棄する。最近では、誤穿刺防止用の安全装置付きの穿刺針もあり、普及が望まれる。さらに、血液や体液の曝露が予想される穿刺時、抜針時などには、マスク、ゴーグル、フェイスシールドを使用する。

また、C型肝炎ウイルスは、肉眼的に確認できないほどのごく微量でも感染の原因となりうる上に、環境表面でも長期間（5日間程度まで）生存する。消毒されていない医療器具（鉗子、クランプなど）や環境表面（ドアノブ、手すり、ベッド柵など）、血液サンプルが取り扱われる区域に隣接した場所で用意された注射剤、感染患者と非感染患者の両方をケアするスタッフの手などが感染の原因になりうる。

ガイドラインではC型肝炎ウイルス陽性透析患者は一定のベッドを専用とするベッド固定が推奨されている。

表4 C型肝炎1型治療インターフェロンフリー DAAsの一覧表

薬品名 (商品名)	発売元	用法・用量	薬価/錠	標準治療薬価	発売日
ダクラタスビル/アスナプレビル (ダクルインザ/スンベプラ)	ブリストル・マイヤーズ	24週 ダクルインザ1日1回、 スンベプラ1日2回	7,902.90円 /2,847.40円	228.4万円 (2剤あわせて)	2014年9月
ソホスブビル/レディパスビル (ハーボニー)	ギリアドサイエンス	12週(1日1回)	54,796.90円	460.3万円	2015年9月
オムビタスビル/パリタプレビル (ヴィキラックス)	アッヴィ	12週(1日1回、 2錠/回)	23,057.50円	387.4万円	2015年11月
エルバスビル/グラゾプレビル (エレルサ/グラジナ)	MSD	12週	26,900.50円 /9,607.30円	387.4万円 (2剤あわせて)	2016年11月
ダクラタスビル/アスナプレビル /ベクラブビル(ジメンシー)	ブリストル・マイヤーズ	12週	未発売(原稿執筆時点)		

　これらの院内感染対策の努力によることも一因となって、HCV抗体の年間新規陽転率は2001年2.1％から2007年1.04％へと半減し、ウイルス肝炎の院内感染対策は一定の成果をあげていると考えられる[9]。しかし、一般人口と比べると、ウイルス保有率、新規発生率は、いまだにいずれも高く、さらなる改善が必要である。

　C型ウイルス肝炎陽性率と関連する処置や施設の特徴を検討した研究では、C型肝炎の施設内陽性率が高い施設ほど透析に関連したHCV感染の頻度が高いことが示されている[10]。

　C型肝炎ウイルスを治療により、排除することは、感染の元をなくすことになり、他の基本的な感染対策とともに、非常に効果的である。

　ただし、注意すべき点は、C型肝炎ウイルス排除後には抗体ができるが、中和抗体ではないため、再び別の機会に感染するリスクはあるので、院外での感染も含めて、透析施設での引き続きのサーベイランスは必要である。

Ⅲ．医療経済

　C型肝炎インターフェロンフリーのDAAs治療に関する費用は薬剤費だけでも表4に示すように、非常に高価である。ウイルス肝炎に対する医療費助成については、平成20年度からB型・C型肝炎のインターフェロン治療に対する医療費助成が開始され、平成21年度からは、一定の条件を満たした場合の助成期間の延長などの運用変更が行われた。さらに、平成22年度からは、自己負担限度月額の引下げや、核酸アナログ製剤治療が助成対象に追加され、平成23年度からはテラプレビルを含む3剤併用療法などが、平成26年9月からはインターフェロンフリーのDAAs治療も助成対象に追加され、患者の負担は軽減され(原則、月1万円、収入によって2万円)、公費による治療となっている。

　C型肝炎インターフェロンフリーのDAAs治療に関する費用対効果に関する研究は、海外を中心に、わが国でもいくつか発表されている[11]〜[13]。イギリスやオーストラリアをはじめとした諸外国では、新しい治療の費用対効果が公的医療保険の給付の可否の判断に使用されている医療技術評価(HTA)が行われているが、わが国でも導入されることになっている。それに先立って、試行的導

入が行われ、C型肝炎治療薬であるDAAsがその対象となっているが、試行的導入のために、現時点では薬価はこれによって決定されるわけではない。2018年以降の薬価基準には反映される予定となっている。

費用対効果をみる手法はいくつかあるが、代表的なものが、QOLと生存年数を加味した質調整生存年（quality-adjusted life year：QALY）や追加的な成果を得るためにどの程度の追加的な投資が必要かを表す指標である増分費用効果比（Incremental Cost Effectiveness Ratio：ICER）である[14]。

一般にC型肝炎に対するDAAsの費用対効果に関する報告は、治療をしない場合やインターフェロン治療に比べると良好とされる。DAAsの薬剤費用については、世界の各国で相違があり、海外の文献をそのままわが国に適応するのは問題がある[15]。ゲノタイプ1bのC型肝炎の透析患者にわが国で初めて使用できるようになったDAAsであるダクラタスビル/アスナプレビルの費用対効果に関する報告によると、わが国での一般人における検討で、インターフェロン治療など従来の他の治療と比べると、QALYは改善し、コストも100〜250万円程度削減されると報告されている[16]。また、Igarashiらは、わが国におけるDAAsのひとつで、今のところ利用可能なDAAsのなかでは、最も高額であるレディパスビル/ソホスブビルの費用対効果を報告している。それによると、ICERsは500万円以下であり、他の治療方法に比しても良いことが示された[17]。

これらの費用対効果の計算はすべて一般人での仮定である。透析患者におけるC型肝炎治療で、費用対効果をみる上で考慮すべき点は、比較的高齢であること、生命予後が一般人口の約半分であること、一方では、C型肝炎を治療することによる予後改善の可能性、そして透析施設におけるC型肝炎の院内感染の元となり、これを排除することによる院内感染対策上のメリットなどである。これらを考慮に入れた費用対効果に関する報告はいまだない。今後は、これらの医療経済を含めて、社会がどれだけの費用を許容できるかなども含めて広く検討が進むことを期待する。

おわりに

透析患者におけるC型肝炎治療を積極的に治療することは、患者の予後のためのみならず、院内感染の元のひとつをなくし、その他の患者やスタッフ、ひいては透析施設を守ることにもつながる。インターフェロンフリーDAAs治療の適応やメリットを透析施設が十分に理解し、肝臓医と緊密な協力をとることが普及につながる。また、医療経済的には、一般には、費用対効果が比較的良いとされるが、透析患者における検討は十分にされておらず、今後の検討が待たれる。

参考文献

1) 日本透析医学会統計調査委員会編：図説わが国の慢性透析療法の現況 2007年12月31日現在．東京：日本透析医学会，2007

2) Ohsawa M, Kato K, Itai K, et al：Standardized prevalence ratios for chronic hepatitis C virus infection among adult Japanese hemodialysis patients. J Epidemiol 20：30-39, 2010

3) 社団法人日本透析医学会：透析患者のC型ウイルス肝炎治療ガイドライン．透析会誌

44：481-531, 2011

4) Suda G, Kudo M, Nagasaka A, et al：Efficacy and safety of daclatasvir and asunaprevir combination therapy in chronic hemodialysis patients with chronic hepatitis C. J Gastroenterol 51：733-740, 2016

5) Toyoda H, Kumada T, Tada T, et al：Safety and efficacy of dual direct-acting antiviral therapy (daclatasvir and asunaprevir) for chronic hepatitis C virus genotype 1 infection in patients on hemodialysis. J Gastroenterol 51：741-747, 2016

6) Kikuchi K, Akiba T, Nitta K, et al：Multicenter study of pegylated interferon alpha-2a monotherapy for hepatitis C virus-infected patients on hemodialysis：REACH study. Ther Apher Dial 18：603-611, 2014

7) 日本肝臓学会肝炎診療ガイドライン作成委員会：C型肝炎治療ガイドライン（5.2版）. http://www.jsh.or.jp/files/uploads/HCV_GL_ver5.2_final_Dec13.pdf

8) 日本透析医学会統計調査委員会編：図説わが国の慢性透析療法の現況 2014 年 12 月 31 日現在. 東京：日本透析医学会, 2014

9) 日本透析医学会統計調査委員会編：図説わが国の慢性透析療法の現況 2008 年 12 月 31 日現在. 東京：日本透析医学会, 2008

10) Shimokura G, Chai F, Weber DJ, et al：Patient-care practices associated with an increased prevalence of hepatitis C virus infection among chronic hemodialysis patients. Infect Control Hosp Epidemiol 32：415-424, 2011

11) Najafzadeh M, Andersson K, Shrank WH, et al：Cost-effectiveness of novel regimens for the treatment of hepatitis C virus. Ann Intern Med 17：407-419, 2015

12) Chahal HS, Marseille EA, Tice JA, et al：Cost-effectiveness of Early Treatment of Hepatitis C Virus Genotype 1 by Stage of Liver Fibrosis in a US Treatment-Naive Population. JAMA Intern Med 176：65-73, 2016

13) McEwan P, Ward T, Webster S, et al：Estimating the cost-effectiveness of daclatasvir plus asunaprevir in difficult to treat Japanese patients chronically infected with hepatitis C genotype 1b. Hepatol Res 46：423-433, 2016

14) 医療経済評価手法の概要

15) Iyengar S, Tay-Teo K, Vogler S, et al：Prices, Costs, and Affordability of New Medicines for Hepatitis C in 30 Countries：An Economic Analysis. PLoS Med 13：e1002032, 2016

16) McEwan P, Ward T, Webster S, et al：Estimating the cost-effectiveness of daclatasvir plus asunaprevir in difficult to treat Japanese patients chronically infected with hepatitis C genotype 1b. Hepatol Res 46：423-433, 2016

17) Igarashi A, Tang W, Guerra I, et al：Cost-utility analysis of ledipasvir/sofosbuvir for the treatment of genotype 1 chronic hepatitis C in Japan. Curr Med Res Opin 33：11-21, 2017

INDEX

■数字・アルファベット

97％のSVR率	24
asunaprevir（ASV）	27
AUC	36
C型肝炎ウイルス（hepatitis C virus：HCV）	15, 55
C型肝炎治療ガイドライン	59
DAA（Direct Acting Antivirals）薬剤	21
daclatasvir（DCV）	27
Direct-acting antiviral（DAA）	16
elbasvir	55
end-stage renal disease（ESRD）	27
Genotype 1型	17
Genotype 2型	17
grazoprevir	55
Grazoprevir/Elbasvir	25
HBV	17
HCV RNA	28
HCVの早期ウイルス動態	37
HCV排除	12
IFNフリー	16
IFNフリーのDAA治療	44
L31変異	45
NS5A変異例	30
NS5B阻害剤のソホスブビル	23
PEG-IFN単独療法	44
Propensity score	35
SVR4	50
SVR12	42
SVR（sustained virological response：ウイルス学的著効）	19
Trough値	36
Y93変異	45

―― 50音順 ――

■あ行

遺伝子型（genotype）	7
医療費助成	63
インスリン抵抗性	9
インターフェロン（IFN）	10, 16
インターフェロンフリーの直接ウイルス作用薬（DAAs）	59
院内感染対策	61
ヴィキラックス配合錠®	49
エラストグラフィー	8
オムビタスビル／パリタプレビル／リトナビル	49

■か行

カルシウムチャンネルブロッカー	50
肝硬変	9
肝硬変・肝細胞癌	15
肝障害	29
肝線維化	8
感染経路別予防策	62
肝臓専門医	60
肝発癌率	9
ゲノタイプ1型	59
ゲノタイプ2型	59
抗ウイルス治療	11

■さ行

質調整生存年（quality-adjusted life year：QALY）	64
生体腎移植	15
増分費用効果比（Incremental Cost Effectiveness Ratio：ICER）	64

■た行

ダクラタスビル＋アスナプレビル	40
ダクラタスビル＋アスナプレビルを併用	33
鉄沈着	10
透析医と肝臓医の協力体制	60
透析患者	27, 33, 34
透析施設における標準的な透析操作と感染予防に関するガイドライン	62
透析専門医	60

■は行

針刺し事故	43

病院感染・・・・・・・・・・・・・・・・・・・・・・・・・・・・・・・・・・43
標準予防策 ・・・・・・・・・・・・・・・・・・・・・・・・・・・・・・62
費用対効果 ・・・・・・・・・・・・・・・・・・・・・・・・・・・・・・63
ペグインターフェロン単独療法 ・・・・・・・・・・・・・・22
ベッド配置 ・・・・・・・・・・・・・・・・・・・・・・・・・・・・・・17
ベットを固定 ・・・・・・・・・・・・・・・・・・・・・・・・・・・・44
撲滅・・・・・・・・・・・・・・・・・・・・・・・・・・・・・・・・・・・・・43

■ま行
慢性肝炎・・・・・・・・・・・・・・・・・・・・・・・・・・・・・・・・・8
慢性腎臓病（Chronic kidney disease：CKD）・・・・・・・・55

■や行
薬剤相互・・・・・・・・・・・・・・・・・・・・・・・・・・・・・・・・35
薬剤耐性変異 ・・・・・・・・・・・・・・・・・・・・・・・・・・・・41
薬剤との相互作用 ・・・・・・・・・・・・・・・・・・・・・・・・46
薬剤の選択 ・・・・・・・・・・・・・・・・・・・・・・・・・・・・・・38
薬物相互作用 ・・・・・・・・・・・・・・・・・・・・・・・・・・・・52
薬物動態・・・・・・・・・・・・・・・・・・・・・・・・・・・・・・・・33

透析療法ネクストXXI 定価（本体3,500円＋税）

平成29年2月28日発行

編　集／秋葉　隆・秋澤忠男

発行者／鈴木文治

©2017.＜検印省略＞　　発行所／医学図書出版株式会社

〒113-0033　東京都文京区本郷2-29-8　大田ビル
TEL 03-3811-8210
FAX 03-3811-8236
http://www.igakutosho.co.jp
振替　東京 00130-6-132204

JCOPY ＜㈳出版者著作権管理機構 委託出版物＞

ISBN978-4-86517-198-3